LA MÉTHODE D'EHRLICH

TRAITEMENT DE LA SYPHILIS

PAR LE DIOXYDIAMIDOARSÉNOBENZOL

(SALVARSAN)

LA MÉTHODE D'EHRLICH

TRAITEMENT DE LA SYPHILIS

PAR LE DIOXYDIAMIDOARSÉNOBENZOL

(SALVARSAN)

ÉTUDE CLINIQUE ET THÉRAPEUTIQUE

PAR

Le Docteur E. ÉMERY

MÉDECIN DE L'INFIRMERIE SPÉCIALE DE SAINT-LAZARE

PRÉFACE DU PROFESSEUR EHRLICH

Avec figures dans le texte

PARIS

OCTAVE DOIN ET FILS, ÉDITEURS

8, PLACE DE L'ODÉON, 8

1911

PRÉFACE

Mon collègue et ami, le Dᴿ ÉMERY, m'a demandé d'écrire pour son volume un court avant-propos : c'est avec un grand plaisir que je satisfais à ce vœu. Depuis l'introduction de ma nouvelle préparation dans la thérapeutique de la syphilis, le Dᴿ ÉMERY s'est vivement intéressé au remède que j'ai proposé; parmi mes collègues français, il a été l'un des premiers à se former, par des études approfondies faites aux sources, une opinion personnelle et impartiale. L'avis d'un savant et d'un médecin grandi sous la direction de l'illustre maître FOURNIER avait d'ailleurs pour moi-même et pour mon médicament une importance tout particulièrement significative. L'excellent ouvrage dont ÉMERY et son collaborateur CHATIN ont enrichi la littérature médicale décrit d'un coup d'œil critique l'évolution et l'état présent de la Syphilithérapie. On doit donc voir en ÉMERY un critique compétent du nouveau remède; et j'éprouve par conséquent une grande joie à constater qu'un tel savant, que l'on ne saurait assurément compter au nombre des adversaires de la thérapeutique iodurée et mercurielle, soit devenu, fort de ce qu'il a vu et de ce qu'il a expérimenté, un fidèle défenseur du « Salvarsan ».

Il va sans dire que les résultats de toute thérapie nouvelle et singulière dépendent de la façon plus ou moins judicieuse dont elle est mise en pratique. C'est, semble-t-il, une loi nécessaire — *dura lex, sed lex* — que le but poursuivi ne puisse être atteint qu'après maint détour et mainte erreur d'application. Même un remède tel que la tuberculine, qui devait cependant révolutionner toute la thérapeutique moderne, est tombé au début dans le plus complet discrédit, précisément parce qu'il avait été mal employé et pour des cas trop graves; c'est plus tard seulement, peu à peu, mais sûrement, qu'il a conquis la place qui lui revenait. Je crois bien être le premier qui ait attribué la cause des insuccès à l'emploi de doses trop élevées, et qui ait recommandé, avec P. Gutmann, de ne commencer le traitement qu'avec de petites doses.

C'est dans une direction tout opposée qu'il faut aujourd'hui chercher les inconvénients qui ont jusqu'ici malheureusement obscurci pour la majorité des expérimentateurs les avantages de la nouvelle thérapeutique, — en particulier en ce qui concerne la persistance de l'effet curateur obtenu. Mais, je l'espère avec conviction, maintenant que les erreurs sont nettement perçues, une nouvelle période va commencer, qui mettra en lumière toute la valeur utile du Salvarsan. Je tiens à exprimer ma particulière reconnaissance et mon estime au Dr Émery et à ceux de ses collègues français qui, avec lui et à côté de lui, ont poursuivi leur œuvre scientifique et ont contribué à édifier la thérapeutique nouvelle, sans souci des querelles d'un jour.

P. Ehrlich.

LA MÉTHODE D'EHRLICH

TRAITEMENT DE LA SYPHILIS

PAR LE DIOXYDIAMIDOARSÉNOBENZOL
(SALVARSAN)

INTRODUCTION

Il y a longtemps que l'on a songé à utiliser les merveilleuses propriétés de l'arsenic pour combiner son action à celle du mercure, en particulier dans certaines formes de syphilis grave et chez certains malades cachectiques.

Cette médication était employée déjà du temps de Ricord. ainsi que l'a rappelé dernièrement, dans ses communications à l'Académie de Médecine et à la Société médicale des Hôpitaux, le professeur Armand Gauthier.

Après s'être servis dans ce but des composés minéraux de l'arsenic, les cliniciens recoururent plus tard de préférence à ses dérivés organiques, dont la très faible toxicité par rapport à celle des précédents est connue depuis la découverte par Bunsen de l'acide cacodylique, et dont l'usage en médecine générale s'est surtout répandu en France depuis les recherches du professeur Armand Gauthier.

Avant les travaux de cet auteur, M. Danlos avait appliqué systématiquement, en 1896, au traitement de la syphilis et de certaines dermatoses des arsenicaux organiques et particulièrement le cacodylate que Jochheim et Renz avaient introduit en clinique plus de trente ans auparavant, ainsi que l'a rappelé M. Rist.

Il y a une dizaine d'années, M. Brocq introduisit en clinique une combinaison de mercure et d'arsenic organique, le cacodylate iodo-hydrargyrique.

Mais tous ces auteurs n'avaient utilisé l'arsenic que combiné à la cure mercurielle, et, avant l'apparition de l'atoxyl, expérimenté pour la première fois en clinique par Salmon en 1907, aucun produit arsenical n'avait été employé à doses massives comme médicament spécial de la syphilis.

Ce n'est pas ici le lieu de refaire l'histoire de la médication atoxylique. Très actif, l'anilarsinate de soude est un produit très toxique aux doses thérapeutiques. Aussi, après les brillants succès du début, fut-on obligé de renoncer à son emploi en raison des accidents graves, en particulier des accidents oculaires qu'il occasionnait.

L'atoxyl n'est cependant pas tombé dans l'oubli. Plusieurs auteurs, en Allemagne, auraient obtenu de bons résultats avec sa combinaison mercurielle, atoxylate ou anilarsinate de mercure. Nous verrons plus loin que c'est en partant de l'atoxyl qu'Ehrlich est arrivé à la synthèse du « 606 ».

Nous rappellerons encore les essais très intéressants faits avec l'arséniate de soude par Milian, qui obtint avec ce composé des résultats fort appréciables sans faire courir aux malades les graves dangers de la cure atoxylique.

En 1908, MM. Balzer et Mouneyrat introduisirent dans la thérapeutique l'hectine. Suivis par un certain nombre d'auteurs, Milian, etc..., ils montrèrent la réelle activité de ce composé et sa remarquable innocuité aux doses thérapeutiques de 0 gr. 20 et 0 gr. 30. Il faut reconnaître cependant que l'hectine est peut-être un produit moins actif que l'atoxyl et qu'elle ne donne son plein effet que lorsqu'on combine son emploi avec celui du mercure.

Le « 606 » a donc eu un certain nombre de devanciers, et il semble à première vue qu'Ehrlich, en réalisant la synthèse du nouveau corps, ait fait une découverte heureuse mais des plus simples.

Le mérite du savant francfortois est tout autre et sa découverte du dioxydiamidoarsénobenzol est le résultat de recherches longues et méthodiques que nous voudrions résumer ici brièvement.

C'est sur les trypanosomoses qu'il expérimenta d'abord sa méthode de « chimiothérapie ». Il montra en particulier comment un médicament capable, sous une dose déterminée, de détruire rapidement les trypanosomes *in vivo*, crée au contraire, s'il est administré à dose trop faible, une accoutumance telle, qu'au cours d'essais thérapeutiques ultérieurs, les trypanosomes résistent indéfiniment à la dose qui aurait suffi primitivement à leur destruction. Il s'est créé une race de trypanosomes arséno-résistants, que l'on ne pourra plus désormais détruire que par des doses incomparablement supérieures à la dose primitive. Le même phénomène se retrouve au cours des spirilloses.

Il constitue la preuve expérimentale de la nécessité, dans ces maladies, d'une thérapeutique massive, visant la destruction aussi complète et aussi rapide que possible des microorganismes, et par conséquent d'une *thérapeutique précoce*.

Neisser, étudiant l'action des divers modes de traitement sur des singes inoculés de syphilis, a démontré par une autre voie la nécessité de ce traitement précoce intensif; il a pu constater en effet chez les singes inoculés que la généralisation du processus syphilitique précédait dans la grande majorité des cas l'éclosion de l'accident primaire et que la stérilisation immédiate, relativement facile et sûre peu de temps après le début de l'infection, est au contraire de plus en plus aléatoire quand on institue le traitement tardivement.

C'est vers la recherche de cette thérapeutique intensive et stérilisante, d'une « *therapia sterilisans magna* qu'ont porté les efforts d'Ehrlich et de ses collaborateurs.

Abandonnant les trypanosomoses, Ehrlich étudia surtout l'action des composés arsenicaux sur les spirilloses.

Tandis qu'il réalisait avec Bertheim la synthèse d'un grand nombre de produits nouveaux, Hata les expérimentait sur l'animal, déterminant d'abord leur degré de toxicité, étudiant ensuite leur action dans la fièvre récurrente des souris et des rats, et dans la *spirillose* des poules. Procédant sur une vaste échelle, Ehrlich et Hata déterminèrent pour chaque produit la dose toxique (t) et la dose thérapeutique ou curative (c); ils obtenaient ainsi un quotient $\frac{c}{t}$ qui leur permettait de comparer la valeur thérapeutique de chaque composé.

C'est ainsi qu Ehrlich avait déjà confié à l'expérimentation de Neisser et d'Alt, suivis par un certain nombre de spécialistes, l'arsacétine et l'arsénophénylglycine. Ces deux corps, le premier surtout, donnèrent lieu, comme autrefois l'atoxyl, à quelques accidents d'intolérance.

Le dioxydiamidoarsénobenzol, dont Hata étudia l'action non seulement dans les spirilloses expérimentales, mais encore dans la syphilis du lapin, se montra moins toxique que les précédents tout en possédant une activité égale à celle de l'arsacétine et supérieure à celle de l'arsénophénylglycine.

Après avoir expérimenté plusieurs autres composés

qui lui parurent donner de moins bons résultats, Ehrlich confia prudemment le nouveau produit, celui qui lui semblait le plus parfait, à Alt, qui fit les premiers essais de traitement à l'asile d'aliénés d'Uchtspringe.

La synthèse du dioxydiamidoarsénobenzol a été réalisée pour la première fois par le Dr Bertheim, dans le laboratoire d'Ehrlich, en partant de l'atoxyl. En traitant par l'acide nitrique l'atoxyl, ou amino-phénylarsinate (anilarsinate) de soude, et en soumettant le nouveau corps ainsi obtenu à des réductions successives, on assiste à la formation d'une série de dérivés, acides ou oxydes, contenant le radical arsenic tantôt sous la forme de molécule pentavalente saturée, tantôt sous la forme de molécule trivalente non saturée. Ehrlich a bien montré la différence d'action et de toxicité qui existe entre ces deux ordres de composés. Le dioxydiamidoarsénobenzol, qui forme le dernier échelon de cette série de dérivés obtenus par réduction, appartient à la catégorie des composés à molécule arsenicale trivalente non saturée, qu'Ehrlich considère comme plus favorablement actifs. Sa formule serait représentée ainsi :

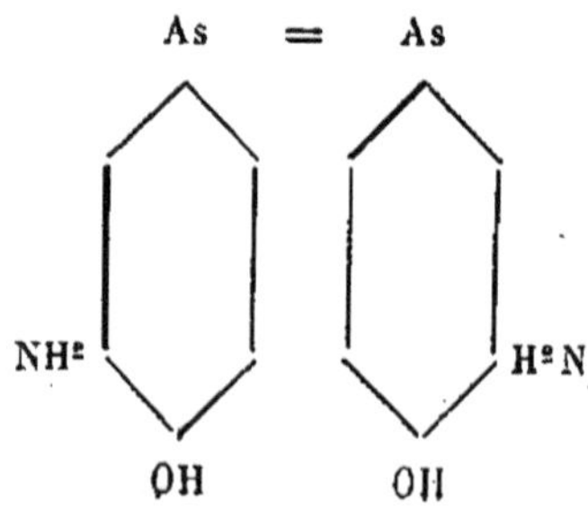

I

Technique.

La préparation d'Ehrlich-Hata, connue sous le mom de « 606 », répond à la formule :

$$\begin{matrix} OH \\ HCl\,NH^2 \end{matrix}\!\!\Big\rangle CH^3 - As = As - CH^3 \Big\langle\!\!\begin{matrix} HO \\ NH^2HCl \end{matrix}$$

C'est un dichlorhydrate de dioxydiamidoarséno-lbenzol, dérivant du diarsénobenzol, corps de constitution analogue aux diazobenzols, étudiés depuis llongtemps déjà.

Le diarsénobenzol, $C^6H^5As = AsC^6H^5$, en prenant ddeux groupements oxhydriles et deux groupements NH°, devient successivement :

$$OH - C^6H^4As = AsC^6H^4 - OH \text{ ou dioxyarsénobenzol}$$

eet

$$\begin{matrix} OH \\ NH^2 \end{matrix}\!\!\Big\rangle C^6H^3As = AsC^6H^3 \Big\langle\!\!\begin{matrix} OH \\ NH^3 \end{matrix}$$

ou dioxydiamidoarsénobenzol.

Ce dernier corps constitue la base du sel « 606 », qui en est le dichlorhydrate :

$$\frac{OH}{HClNH^2}{>}C^6H^3 - As = AsC^6H^3{<}\frac{OH}{NH^2HCl}$$

Le poids atomique du « 606 » est de 439 et sa teneur en As est d'environ 34 %. Ce sel se présente sous la forme d'une poudre jaunâtre, renfermée dans des tubes de verre scellés à la lampe, dans lesquels on a préalablement fait le vide. Cette précaution indique que le produit doit être altérable, et les préparateurs devront en conséquence le manipuler avec soin, se gardant de toute opération nouvelle susceptible d'amener une altération du sel.

Chaque tube contenant une dose de « 606 » est l'objet d'une manipulation extemporanée.

Celle-ci a donné lieu à de nombreuses recherches, et aujourd'hui les modes d'administration du médicament sont multiples. Tous n'ont pas la même valeur thérapeutique et ne déterminent pas la même réaction locale.

Après une longue période de tâtonnements, la technique s'est singulièrement perfectionnée, et si elle n'est pas encore définitivement fixée, on ne peut nier que de très sérieux progrès n'aient été réalisés. L'on est donc en droit d'espérer qu'un avenir prochain nous apportera la formule définitive d'un ou de plusieurs modes opératoires destinés à s'adapter aux diverses foormes de la maladie et à la réceptivité si variable ddes malades. Nous verrons plus loin les raisons qui, à l'l'heure actuelle ont fixé le choix du professeur EEhrlich et celui de la plupart des expérimentateurs.

La manipulation préalable peut se faire de différeentes façons, soit qu'on veuille injecter le médicamment à l'état de suspension ou d'émulsion — c'est-à-dilire non solubilisé, — soit qu'on veuille l'injecter en soolution, qui peut, elle-même, être alcaline ou acide. Lâa solution alcaline seule peut être administrée en innjections intra-veineuses; toutes les autres préparara'ations peuvent être administrées par les voies sous-cuutanées ou intra-musculaires.

Injections non - solubilisées
en suspension aqueuse
ou en émulsion huileuse.

I. SUSPENSION AQUEUSE NEUTRALISÉE

Ce procédé, connu sous le nom de procédé de VVechselmann, a été, dès le début, le seul qui fut empldoyé; mais les premiers expérimentateurs y ont appoorté, au cours de leurs recherches, les modifications quu ils jugeaent les meilleures.

Voici le procédé auquel nous avons eu recours, M.I. Pépin et moi, pendant toute la période où j'ai uttilisé cette manipulation préalable de l'arsénobenzol.

Notre premier effort a consisté à apporter la plus grande précision possible dans la recherche de la neutralité de la préparation.

En outre, nous avons essayé d'obtenir une injection de faible volume, ne voyant que des inconvénients à injecter une quantité de préparation trop considérable. Le résultat obtenu a été satisfaisant, puisqu'il m'est permis de dire aujourd'hui qu'aucun de nos malades, à de rares exceptions près, n'a éprouvé les douleurs atroces, presque intolérables, que nous avons vu signalées de différents côtés.

Nous nous sommes servis d'une burette construite sur le type des burettes de Mohr, mais à calibre réduit, et comportant 5 centimètres cubes divisés par vingtièmes, soit en 100 divisions. Un robinet permet une régularité d'écoulement qu'on ne peut atteindre avec une pipette. Nous employons une solution normale de soude titrée, contenant exactement 40 grammes de soude par litre. Ici la précision de l'écoulement est beaucoup plus grande, et l'erreur d'une goutte d'alcali ajoutée en trop ne conduit plus qu'à une erreur d'un vingtième de centimètre cube au maximum, ne correspondant plus qu'à une quantité de 2 milligrammes de $NaOH$.

Nous avons ensuite calculé les quantités de $NaOH$ théoriquement nécessaires pour saturer les deux molécules d'HCl du 606, et les indiquons dans le tableau que nous donnons ci-dessous

Dose traitée	Poids théorique de NaOH nécessaire	Volume de solution de soude à 40 gr. par 1000, à ajouter. Indication du nombre correspondant de divisions de notre burette.				
0 gr. 30	0 gr. 0547	1 cm³ 4, correspondant à 28 divisions de la burette 5 cm³ en 100 divisions.				
0 gr. 40	0 gr. 0729	1 mc³ 85.	—	37	—	—	—
0 gr. 45	0 gr. 0820	2 cm³ 10,	—	42	—	—	—
0 gr. 50	0 gr. 0911	2 cm³ 35,	—	47	—	—	—
0 gr. 60	0 gr. 1093	2 cm³ 80,	—	56	—	—	—
0 gr. 80	0 gr. 1458	3 cm³ 70,	—	74	—	—	—
1 gr.	0 gr. 1822	4 cm³ 65,	—	93	—	—	—

Nous délayons à froid la poudre « 606 » avec la quantité de solution de soude indiquée dans le tableau que nous avons établi et, après un temps de trituration suffisant, nous ajoutons petit à petit 5 à 6 centimètres cubes environ d'eau stérilisée chaude

La trituration doit se prolonger jusqu'à la disparition complète des grumeaux susceptibles d'obturer l'aiguille.

Mais de légères causes d'erreur peuvent encore subsister provenant de la carbonatation de la solution de soude ou encore d'une petite inexactitude dans la pesée du sel. Nous devons donc tâter l'alcalinité du mélange que nous allons injecter.

Nous estimons que les papiers réactifs ne sont pas suffisamment sensibles et nous employons le procédé d'essai dit à la touche. Sur une plaque de porcelaine blanche, nous déposons une goutte de préparation et, à côté, une goutte de solution de phénolphtaléine. Si la préparation est acide, il ne se produit, au point de contact des deux gouttes, aucun changement de coloration; si elle contient un excès de soude, il se produit une coloration qui peut aller du rose très pâle au violet. Quelle que soit la réaction constatée, et sauf erreur, les quantités indiquées dans notre tableau doivent nous fournir une préparation très voisine de la neutralité.

Si elle est acide, il suffira d'ajouter une à une des gouttes de la solution de soude contenue dans la burette, jusqu'à ce qu'on obtienne, par l'essai à la touche, une coloration rose très pâle. Nous sommes alors bien dans le milieu légèrement alcalin recherché par les praticiens.

Si la liqueur est alcaline, nous employons une solution d'HCl à 1/20 que nous ajoutons goutte à goutte en mélangeant soigneusement au mortier après l'addition de chaque goutte.

Notre critérium est le suivant : nous pouvons dire que notre suspension, assez alcaline pour influencer la solution de phénolphtaléine, ne l'est pas assez pour influencer le papier à la phénolphtaléine.

Dès que nous obtenu notre teinte rose très pâle, nous aspirons avec la seringue et nous lavons à deux reprises avec 1 centimètre cube et demi d'eau environ à chaque fois, de façon à ne laisser aucune trace de poudre dans le mortier et de se servir d'une seringue aisément stérilisable, de préférence toute en verre, et d'une contenance de 10 centimètres cubes environ. On l'annexe d'une aiguille en platine iridié, d'une longueur de 5 à 6 centimètres et d'assez gros calibre, pour ne pas s'exposer à la voir oblitérée par les petites parcelles de médicament qui auraient pu échapper à la trituration, si soigneuse qu'elle ait été.

Je ne saurais trop recommander, pour toutes les injections, de quelque nature qu'elles soient, l'emploi d'une aiguille très ingénieuse, construite sur les indications du docteur Benario, assistant du professeur Ehrlich. C'est une aiguille d'assez fort calibre dans laquelle peut glisser une seconde aiguille non affilée,

de calibre plus réduit et par laquelle passe la solution.
L'injection étant terminée, on retire cette aiguille in-
térieure d'abord, puis la grosse aiguille ensuite. Cette
dernière, ne contenant dans sa lumière aucune quantité du médicament injecté, ne peut en semer sur son
trajet. L'on évite ainsi des phénomènes douloureux,
imputables, comme on le sait, à la présence de
petites quantités de solution restant dans les couches
superficielles. Cette aiguille doit être préalablement
enfoncée à l'endroit choisi, après qu'on a désinfecté
la région par un badigeonnage de teinture d'iode.
On s'assure qu'il ne s'écoule aucune goutte de sang
par l'aiguille; ceci fait, on y adapte la seringue, et
l'on pousse l'injection *avec beaucoup de lenteur.*

Lieu d'élection. — L'injection peut être faite intra-
musculaire ou sous-cutanée. Dans le premier cas, on
doit opérer dans la région fessière, aussi loin que possible de l'émergence du sciatique[1] et dans les couches
superficielles du muscle.

Cette pratique a l'inconvénient de déterminer une
voussure plus apparente et plus gênante de la région,
mais en cas de complication inflammatoire ou spha-
célique, les conséquences en sont forcément moindres.

Pour l'injection sous-cutanée, il est préférable de
choisir la région inter-scapulaire, parce que, à ce ni-

---

1. J'ai vu présenter à la *Société de Médecine de Francfort* un
malade atteint de névrite sciatique grave à la suite d'une injection pratiquée dans le voisinage de l'émergence du sciatique.

vœau, la peau présente une épaisseur et une résistance qui, dans une certaine mesure, mettent à l'abri du sphacèle. De plus, l'injection sous-cutanée dans cette région présente l'avantage d'être moins douloureuse et moins gênante. Toutefois, l'absorption du médicament se fait moins rapidement et moins complètement que par la voie intra-musculaire. Enfin, quels que soient le siège et le mode d'injection choisis, il est bon, pour éviter l'accumulation de la préparation, de l'injecter par moitié dans chaque fesse, ou de chaque côté de la colonne dorsale.

AVANTAGES ET INCONVÉNIENTS DE LA MÉTHODE. — Le seul avantage réel que présente cette méthode est, en raison de la neutralité parfaite qu'on s'efforce de réaliser, la suppression fréquente, mais non constante, des phénomènes douloureux *immédiats*.

Parmi les inconvénients, il convient de signaler :

1° *La difficulté de manipulation de la préparation*, qui exige un outillage assez compliqué et une notable perte de temps.

2° *Les phénomènes douloureux*, qui peuvent revêtir un caractère d'acuité extrême, et qui, chez certains sujets nerveux, sont pour ainsi dire, intolérables. Les douleurs apparaissent généralement le quatrième et le cinquième jour, et s'atténuent progressivement, laissant au bout d'une quinzaine de jours un certain degré de sensibilité de la région, de la raideur et de la gêne dans les mouvements des muscles à proximité desquels l'injection a été faite. Cependant, je dois signaler qu'un certain nombre de nos malades ont éprouvé des douleurs persistantes pendant cinq, six et même huit semaines, surtout lorsque nos injections ont été faites intra-musculaires.

3° *Les accidents inflammatoires.* — Dans les cas les plus favorables, la réaction locale s'accuse par du gonflement, avec rougeur et chaleur de la peau. De même que les douleurs, ces accidents disparaissent généralement après plusieurs jours; mais on les a vus également persister pendant quelques semaines, gardant une allure menaçante. Ils peuvent aboutir soit à de la suppuration simple avec évacuation, par un petit pertuis, de pus collecté, soit à du sphacèle de la peau avec nécrose de tous les tissus environnants. Le premier de ces accidents peut être imputable à un défaut d'asepsie; l'autre est indépendant de toute précaution prise, et tient à la nature irritante du médicament lui-même. Ces accidents de sphacèle, lorsqu'ils sont superficiels, n'entraînent comme conséquence que les lenteurs de la réparation cicatricielle. Les sphacèles plus profonds, au contraire, occasionnent de graves désordres locaux et même généraux, ainsi qu'en témoignent les deux cas suivis de mort, rapportés par Orth au congrès de Kœnigsberg. Il faut ajouter toutefois que les deux malades étaient, avant leur injection, dans un état de cachexie prononcée, les privant de toute défense en présence d'une telle complication.

4° *La lenteur d'absorption et l'enkystement.* — La préparation peut se résorber en partie pendant les premiers jours qui suivent l'injection ; mais cette absorption ne tarde pas à se ralentir, elle peut même s'arrêter tout à fait et aboutir à un véritable enkystement, dont l'effet est de suspendre l'action thérapeutique et de constituer des réserves d'arsenic gênantes pour toute injection ultérieure. C'est ainsi également que peuvent être créées des colonies *arséniphiles* de spirochètes, sans parler des menaces permanentes de suppuration et de sphacèle tardif.

Wechselmann a, ces derniers temps, modifié sa technique et, au dire de cet auteur, les inconvénients inhérents à la méthode des injections non solubilisées en suspension aqueuse que nous venons d'énumérer seraient sensiblement atténués et même complètement supprimés. Voici comment procède actuellement cet auteur :

Le « 606 » bien broyé dans un mortier est dissous dans 1 ou 2 centimètres cubes de lessive de soude du commerce. Par l'adjonction goutte à goutte d'acide acétique on obtient une fine bouillie jaune que l'on délaie ensuite dans 1 ou 2 centimètres cubes d'eau distillée. C'est alors que la solution est neutralisée

avec une lessive de soude normale au 1/10e ou un
excès d'acide acétique suivant la réaction, et cela
avec le plus d'exactitude possible en contrôlant avec
le papier de tournesol. Ensuite, et c'est une manœuvre
essentielle car elle fait disparaître la douleur, on cen-
trifuge la solution et on reprend le dépôt ainsi obtenu
avec du sérum physiologique.

Il ne reste plus qu'à remplir la seringue et à faire
une injection sous-cutanée au-dessous de l'omoplate
après désinfection préalable et badigeonnage à la
teinture d'iode de la plaie que l'on a choisie. Cette
injection est presque toujours indolore, au dire de son
auteur : on peut voir quelquefois au deuxième ou
troisième jour un léger gonflement des téguments,
mais presque jamais de température.

II. — ÉMULSIONS HUILEUSES

Les injections d'émulsions huileuses ne sont pas
de date récente :

Volk et Kromayer en eurent les premiers l'idée, et
déjà Ehrlich lui-même apportait au Congrès de
Kœnigsberg les résultats de ces deux expérimentateurs.

Voici comment procède cet auteur :

« Une quantité d'arséno-benzol déterminée, par
exemple 3 grammes, est mélangée, dans un mortier
stérilisé, à un peu de paraffine liquide qu'on ajoute
peu à peu, en écrasant et en mélangeant avec soin.

Lorsque le volume total a atteint 30 centimètres cubes, on le transvase dans un flacon bouché à l'émeri, d'une contenance de 50 centimètres cubes, qu'on doit tenir à l'abri de la lumière. Chaque centimètre cube de l'émulsion contient 1 centigramme d'arséno-benzol. »

Pour pratiquer l'injection, il faut se servir d'aiguilles Passey gros calibre, que l'on conserve dans des coupes de Petri remplies de paraffine liquide.

Kromayer injecte tous les jours ou tous les deux jours une dose de 10 à 20 centigrammes d'arséno-benzol, jusqu'à ce qu'il ait atteint la dose totale de 1 à 1 gr. 20. Pour cela, il varie le siège des injections, en choisissant tour à tour les régions fessière, lombaire et interscapulaire.

Pour préparer ces émulsions, d'autres auteurs ont préconisé différents excipients : en Allemagne, Neisser a employé l'huile de sésame, et Isaac l'huile d'olive; en France, Lafay et Lévy-Bing, après avoir utilisé l'huile de vaseline, additionnée de lanoline, l'ont remplacée par un mélange plus facilement absorbable de lanoline anhydre (1 p.) et d'huile d'œillette (9 p.); en Italie, Pasini recourt également à la graisse de laine, mais avec addition d'huile de vaseline.

Le mode opératoire est des plus simples :

Dans un très petit mortier flambé on introduit, avec toutes les précautions aseptiques d'usage, la dose de 606 à injecter; on verse par-dessus une petite quantité d'excipient (2 centimètres cubes) et

au moyen d'un pilon flambé on *délaie* soigneusement le sel; quand l'émulsion est parfaite, on l'aspire
dans une seringue stérile; on rince à deux ou trois
reprises pilon et mortier avec le moins possible d'excipient (environ 1 centimètre cube) qu'on aspire
chaque fois.

La suspension huileuse, obtenue avec l'excipient
à base d'huile d'œillette froissage, enfermée aussitôt
faite dans des ampoules jaunes, fermées à la lampe
après qu'on y a fait le vide, se conserve intacte au
dire des auteurs pendant assez longtemps. Elle peut
ainsi se prescrire et s'injecter comme une injection
mercurielle insoluble quelconque.

AVANTAGES ET INCONVÉNIENTS DE LA MÉTHODE.
— Ces préparations présentent peut-être l'avantage
d'une manipulation extemporanée beaucoup plus
facile. Kromayer et Lafay prétendent qu'il est possible de conserver cette émulsion pendant quelques
jours sans qu'elle subisse d'altération. Peut-être pré-
sentent-elles encore l'avantage d'être moins douloureuses que les injections neutres dont nous venons de
parler et que les injections solubilisées qui vont faire
l'objet du chapitre suivant. Mais, comme l'ont fait
remarquer plusieurs expérimentateurs allemands, et
comme le proclament Ehrlich et la plupart de ses collaborateurs actuels, elles ont le grave inconvénient de
ne pas réaliser absolument l'idée directrice de l'auteur
de la méthode, lequel vise évidemment une absorption

massive et rapide de l'arsenic. Par leur absorption lente, ces préparations ne détruisent qu'imparfaitement la masse des spirochètes. De plus, elles s'enkystent parfois, en totalité ou en partie, et leur action peut être ainsi diminuée, retardée ou même complètement annulée. Ainsi j'ai pu être témoin, dans le service du docteur Wintrauh, de l'enkystement total d'une émulsion huileuse qui est restée impuissante à réparer des lésions ulcéreuses de la verge, pour la guérison desquelles on a dû pratiquer une injection intra-veineuse.

Enfin, le dépôt considérable d'arsenic ainsi formé peut avoir pour inconvénient, d'une part, d'exposer à des phénomènes d'intoxication chronique si l'on renouvelle les injections, d'autre part, de créer des colonies *arséno-résistantes* contre lesquelles de nouvelles injections arsenicales ultérieures ne pourraient avoir aucune action.

Pour parer à ces inconvénients d'enkystement et de réserve arsenicale, il serait utile, croyons-nous, de mettre en pratique, non plus la méthode des injections massives et en un coup de toute la dose thérapeutique, mais de fractionner cette dose en un certain nombre d'injections successives et rapprochées pratiquées en différents points, suivant le procédé préconisé et employé actuellement par Kromayer, tel que cet auteur l'a décrit dans le *Berliner klinische Wochenschrift* du 12 septembre 1910 :

Sous cette forme, ce mode d'administration de

l'arsénobenzol pourra sans doute être utilisé à titre d'injection de réserve après l'injection intra-veineuse, ou même être utilisée d'emblée dans les cas particuliers que nous signalons à la fin de ce chapitre.

Injections solubilisées alcalines.

Alt, le premier, a réalisé cette préparation en dissolvant le dichlorhydrate « 606 » dans l'eau, en précipitant la base par la soude et en dissolvant le précipité obtenu dans un excès d'alcali. Les deux équations suivantes donnent l'explication des réactions successivement effectuées :

$$\underbrace{\begin{matrix} HCl\,NH^2 \\ OH \end{matrix}\!\!>\!C^6H^3 - As = As - C^6H^3\!<\!\!\begin{matrix} NH^2\,HCl \\ OH \end{matrix}}_{\text{« 606 » soluble}} + 2\,NaOH$$

$$= \underbrace{\begin{matrix} NH^2 \\ OH \end{matrix}\!\!>\!C^6H^3 - As = As - C^6H^3\!<\!\!\begin{matrix} NH^2 \\ OH \end{matrix}}_{\text{base insoluble.}} + 2\,NaCl + 2\,H^2O^2$$

$$\underbrace{\begin{matrix} NH^2 \\ OH \end{matrix}\!\!>\!C^6H^3 - As = As - C^6H^3\!<\!\!\begin{matrix} NH^2 \\ OH \end{matrix}}_{\text{base insoluble}} + 2\,NaOH$$

$$= \underbrace{\begin{matrix} NH^2 \\ ONa \end{matrix}\!\!>\!C^6H^3 - As = As - C^6H^3\!<\!\!\begin{matrix} NH^2 \\ OHa \end{matrix}}_{\text{combinaison sodique soluble.}} + 2\,H^2O$$

Comme on le voit, il faut, pour réaliser la solution de la base précipitée, une dose d'alcali égale à celle qui a été nécessaire pour obtenir la précipitation exacte de cette base. Or, la technique que nous avons indiquée pour la suspension neutre nous fait connaître la dose précise de soude nécessaire à la saturation des deux molécules d'acide chlorhydrique. Il suffit donc, pour obtenir la solution injectable, de délayer la suspension dans quelques centimètres cubes d'eau distillée, et d'ajouter une quantité de soude égale à celle qui a été précédemment employée pour déterminer la précipitation exacte. L'on obtient ainsi une solution limpide prête à être injectée. De cette façon, la quantité de liquide à injecter représente environ 20 centimètres cubes : l'arsénobenzol étant dissous dans 15 centimètres cubes d'eau distillée auxquels on ajoute 4 à 5 centimètres cubes environ de solution décinormale de soude à 40 pour 1000, afin d'obtenir une dissolution alcaline.

J'ai pratiqué plusieurs fois cette injection. Ainsi préparée, elle est effectivement très active, mais elle présente le grave inconvénient d'être très douloureuse dès les premières minutes et souvent même pendant plusieurs jours. Ces phénomènes douloureux sont dus sans doute en partie à l'alcalinité de la préparation. Mais il m'a semblé, en outre, que la quantité assez considérable de liquide injecté devait, en dissociant brusquement les fibres musculaires et en permettant des infiltrations à distance, aggraver singulièrement cet inconvénient. J'y ai remédié dans la mesure du possible en réduisant le volume du liquide injecté.

Pour cela, je procède de la façon suivante : dans une éprouvette bouchée à l'émeri, je verse seulement 5 centimètres cubes de sérum physiologique ou d'eau distillée légèrement chauffés (l'eau ordinaire donnant toujours des solutions troubles à cause du carbonate de chaux qu'elle contient). Je verse ensuite la poudre et j'agite fortement jusqu'à dissolution complète. Au lieu d'utiliser alors la soude décinormale à 40 pour 1000, qui nécessite un supplément de véhicule de 4 centimètres cubes au moins, j'utilise la soude concentrée à 15 %, dont XXIII gouttes environ versées avec une pipette doivent suffire pour obtenir une solution alcaline qu'il s'agit d'injecter dans chaque fesse. Je dois dire qu'ainsi modifié, ce procédé m'a donné les meilleurs résultats.

Plusieurs auteurs allemands préfèrent diminuer la quantité de soude, au risque de ne pas avoir une solution d'une limpidité parfaite. L'alcalinité étant moindre, la douleur en est diminuée d'autant.

Injections solubilisées acides.

Duhot, de Bruxelles, et ensuite Taege, de Fribourg, ont eu, les premiers, recours à ce mode d'injection à leur entière satisfaction. Il semble théoriquement que la précipitation d'albumine occasionnée par les injections acides puisse déterminer des embolies; mais si l'on a pu les provoquer chez des cobayes, il est ceertain qu'en injections intra-musculaires chez l'l'homme ces solutions acides n'ont présenté aucun innconvénient, ni aucun danger.

Taege prépare sa solution en mélangeant l'arséno-boenzol à une petite quantité de glycérine et d'eau cbhaude. Dans un mortier, Duhot pilonne la poudre en yy ajoutant un quart de centimètre cube d'alcool mé-tbhylique; il y ajoute ensuite 5 à 6 centimètres cuubes d'eau chaude et continue la trituration jus-qyu'à limpidité parfaite.

J'ai eu recours moi-même dans la suite à ce mode d'l'injection et voici la technique que j'emploie :

Dans cette même éprouvette contenant quelques peerles de verre, dont je me sers pour les solutions alca-limes, je verse quelques gouttes seulement d'alcool mûéthylique pur; encore peut-on négliger cette pré-caaution, car la dernière préparation d'Ehrlich (l'Hy), se? dissout fort bien sans alcool. J'ajoute ensuite laι poudre, puis 5 à 6 centimètres cubes d'eau distillée apρrès l'avoir fait extemporanément chauffer dans un tuìbe à essai gradué sur une lampe à alcool. Je ferme mιon éprouvette avec un bouchon à émeri, puis j'agite foιrtement deux à trois minutes jusqu'à dissolution coιmplète. Je verse ce contenu, lorsqu'il est parfaite-mœent limpide, dans un verre stérilisé gradué, je pro-cèιde au rinçage de l'éprouvette et des billes de verre daιns 2 centimètres cubes d'eau distillée que je verse égιalement dans le verre gradué, puis j'aspire le tout avιec une seringue en verre de 10 centimètres cubes.

C'est encore une injection totale de 5 à 6 centimètres cubes au maximum que l'on aura à injecter.

'Ces préparations acides, de même que les solubilisées alcalines, alcooliques ou glycérinées, doivent être injectées par moitié dans chaque fesse.

Le siège que Duhot a adopté et qui est à mon sens

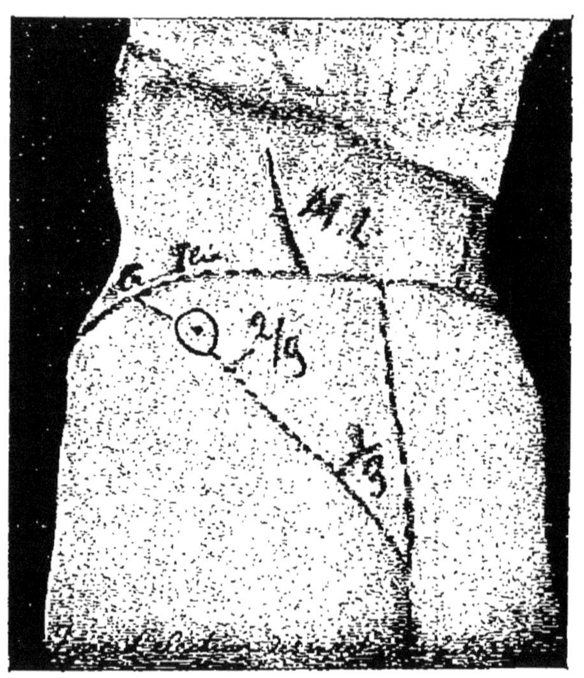

Zone d'élection des injections solubilisées de 606. (Duhot).

le meilleur est situé tout en haut de la région fessière, à deux travers de doigt environ au-dessous de la crête iliaque.

Ce point d'élection se trouve s'tué un peu au-dessus de la réunion du tiers supérieur au tiers moyen d'une ligne allant du sommet du pli inter-fessier jjusqu'au milieu de la crête iliaque.

L'aiguille, qui peut être de petit calibre, doit être ffixée préalablement et n'atteindre, autant que possible, que les couches superficielles du muscle. Il convient d'éviter soigneusement le tissu cellulaire sous-cutané, et ne pas oublier que l'erreur est facile à commettre lorsque le panicule adipeux présente une grande épaisseur, ainsi qu'il arrive surtout chez les femmes grasses. Il faut éviter également d'injecter la préparation sous le périoste ou immédiatement sous les aponévroses. Lorsque l'opérateur sentira que la pointe de l'aiguille traverse des couches fibreuses aponévrotiques, il devra se baser sur l'épaisseur du muscle pour retirer un peu son aiguille ou l'enfoncer plus profondément. Si, d'autre part, l'épaisseur du muscle ne lui paraît pas suffisante pour contenir sans distension la totalité de l'injection, il retirera son aiguille, et recherchera, au-dessous du point indiqué, une région plus riche en fibres musculaires.

La seringue étant amorcée, *l'injection sera poussée avec une extrême lenteur;* ensuite on désarmera la seringue, et l'on retirera brusquement l'aiguille en obturant son chaton avec un doigt, de façon à éviter l'ensemencement du liquide dans le trajet.

On pratiquera symétriquement dans l'autre fesse l'injection de la seconde moitié de la préparation mais après avoir pris la précaution de vider soigneusement l'aiguille de son contenu et de la flamber à nouveau.

Comme pour les préparations précédentes, il suffira d'aseptiser le champ opératoire en y appliquant une couche de teinture d'iode.

INCONVÉNIENTS DES INJECTIONS SOLUBILISÉES ALCALINES ET ACIDES. — *Douleur.* — La douleur immédiate est généralement nulle ou presque nulle pour les injections acides. Il n'en est pas de même pour les injections alcalines, qui déterminent, dès la première seconde où l'on pousse l'injection, une sensation douloureuse, parfois extrêmement violente. Il est d'ailleurs facile de parer à cet inconvénient en faisant une injection de morphine presque simultanée.

Pendant les deux ou trois journées qui suivent l'injection, le malade n'éprouve guère qu'une sensation de gêne énervante, qui peut troubler son sommeil, mais qui est parfaitement tolérable dans la majorité des cas. Ce n'est guère que vers le troisième ou le quatrième jour que l'on assiste à une recrudescence des phénomènes douloureux. Là encore, la réaction individuelle joue un rôle prépondérant et l'intensité des douleurs varie considérablement suivant les sujets. Chez les trois cinquièmes des malades environ la douleur est parfaitement supportable, et ne laisse après sa disparition qu'un certain degré de raideur musculaire. Chez les autres malades, les sensations accusées acquièrent une acuité extraordinaire, empêchent tout mouvement et condamnent les patients à rester au lit pendant une période variant de huit à dix jours. Les douleurs sont non seulement ressenties au niveau de la piqûre, mais elles irradient dans le membre inférieur, se localisant avec une remarquable ténacité aux articulations.

Ce réveil de douleurs tardives et véritablement exaspérantes dans certains cas, semble plutôt imputable aux injections acides qu'aux injections alcalines.

Avantages. — A côté de cela, ces méthodes ont pour avantages :

1º D'être d'une manipulation très simple : quelques minutes suffisent pour préparer l'injection, surtout l'injection acide

2º De ne pas exposer aux dangers de sphacèles, de nécrose, ou de suppuration que nous avons signalés;

3º De s'absorber vite et totalement, sans jamais s'enkyster, sans provoquer par conséquent de dépôt arsenical.

Injections intra-veineuses.

L'injection intra-veineuse d'arsénobenzol est une injection alcaline qui est préparée tout d'abord d'après les principes et suivant la méthode des injections solubilisées alcalines, avec certaines modifications commandées par l'obligation d'injecter une préparation très diluée.

2.

En Allemagne, la préparation de la solution alcaline injectable se fait de la façon suivante :

Dans une éprouvette à pied de contenance suffisante, on fait la solution de « 606 » : 50 centigrammes par exemple, dans 20 centimètres d'eau chaude ; on verse cette solution dans un matras à fond plat contenant 200 centimètres cubes de sérum physiologique préalablement chauffé ; à ce mélange enfin on ajoute 20 centimètres cubes de solution de soude à 8 grammes de NaOH par litre.

Cette solution représente donc de la solution normale de soude additionnée de quatre fois son poids d'eau. L'on obtient ainsi une solution qu'on emploie de deux manières, soit en la versant, comme le fait Schrœber, de Magdebourg, dans un flacon relié à une seringue à mouvement aspirant et foulant du modèle de la seringue de Dieulafoy, soit en la transvasant dans un bock muni d'un tube de caoutchouc aboutissant à l'aiguille.

Ce dernier procédé, que j'ai vu expérimenter par le professeur Wintraub, à Wiesbaden, me paraît préférable à celui de Schrœber, parce qu'il ne nécessite pas la présence d'un aide pour maintenir l'aiguille en place dans la veine pendant que l'opérateur fait manœuvrer le piston de la seringue.

Malheureusement toutes ces manipulations nécessitent des transvasements multiples à ciel ouvert qui ne permettent point une asepsie parfaite. De plus, cette méthode comporte l'emploi de trois appareils

een verre volumineux, qui ne sont pas d'un transport
ebt d'une stérilisation faciles.

J'ai cherché à réaliser un appareil mieux adapté aux
bbesoins du praticien, réalisant les conditions d'asep-
siie nécessaire, et évitant d'aussi nombreux transva-
ssements.

Pour cela, je me sers :

a) D'un récipient à robinet bouché à l'émeri, d'une
ccontenance de 60 centimètres cubes, avec quelques
bbilles de verre dans l'intérieur[1];

b) D'une ampoule contenant un petit entonnoir
dde papier à analyse stérilisé, lequel remplace avanta-
ggeusement le coton mouillé dont je me servais tout
dl'abord; une de ses extrémités peut recevoir la
ddouille inférieure du récipient précédent; l'autre est
stuffisamment effilée pour pouvoir pénétrer dans le
tuube d'une ampoule de sérum physiologique.

Je verse dans le récipient à robinet la dose d'arsé-
ncobenzol, auquel j'ajoute 20 centimètres cubes d'eau
diistillée chaude. L'agitation facilitée par les billes de
veerre détermine rapidement la solution.

J'ajoute la quantité de lessive de soude à 8/1000
néécessaire pour obtenir la parfaite solubilisation de la
pireparation; celle-ci varie naturellement suivant la
quuantité de soude à dissoudre. L'on peut admettre, en
pirincipe, qu'il faut ajouter environ la moitié, en cen-
tiimètres cubes, du nombre de centigrammes de prépa-

1. Celles-ci ne sont point absolument nécessaires. Une agita-
tiion plus prolongée suffit à obtenir la dissolution du « 606 ».

ration à dissoudre : soit 30 centimètres cubes pour
une dose de 60 centigrammes. L'arsénobenzol est
d'abord précipité sous forme de grumeaux gélatineux,
puis se redissout, formant un sel de soude soluble
lorsqu'on ajoute une nouvelle quantité de la solution
de soude. Si l'on peut obtenir une limpidité parfaite avec une quantité de soude un peu moindre,
il y a tout intérêt à en limiter la quantité. En tous cas
elle ne doit être ajoutée que goutte à goutte, lorsqu'on
approche du terme de l'opération.

Quand la solubilisation est exactement obtenue,
j'ouvre le robinet inférieur de l'appareil et la solution
filtrant à travers le filtre à analyse en papier stérilisé
tombe dans une ampoule de sérum de 125 à 250 centimètres cubes, suivant la dose de 606 à injecter. Le
liquide est alors prêt à être injecté. Pour pratiquer
l'injection intra-veineuse, voici la technique que nous
avons adoptée, mon collègue le Dr Lacapère et moi :

Nous adaptons sur l'ampoule un tube de caoutchouc, muni de deux index de verre; à l'extrémité de
ce tube, un petit ajustage métallique permet de fixer
une aiguille.

Quand le tube, préalablement stérilisé, est adapté
à une extrémité de l'ampoule, nous brisons l'autre
extrémité de cette ampoule pour permettre l'écoulement du liquide. On laisse celui-ci remplir lentement
le tube, en ayant soin qu'aucune bulle d'air ne reste
entre deux portions liquides dans l'intérieur du tube.
Il faut, en effet, éviter avec soin d'injecter dans la

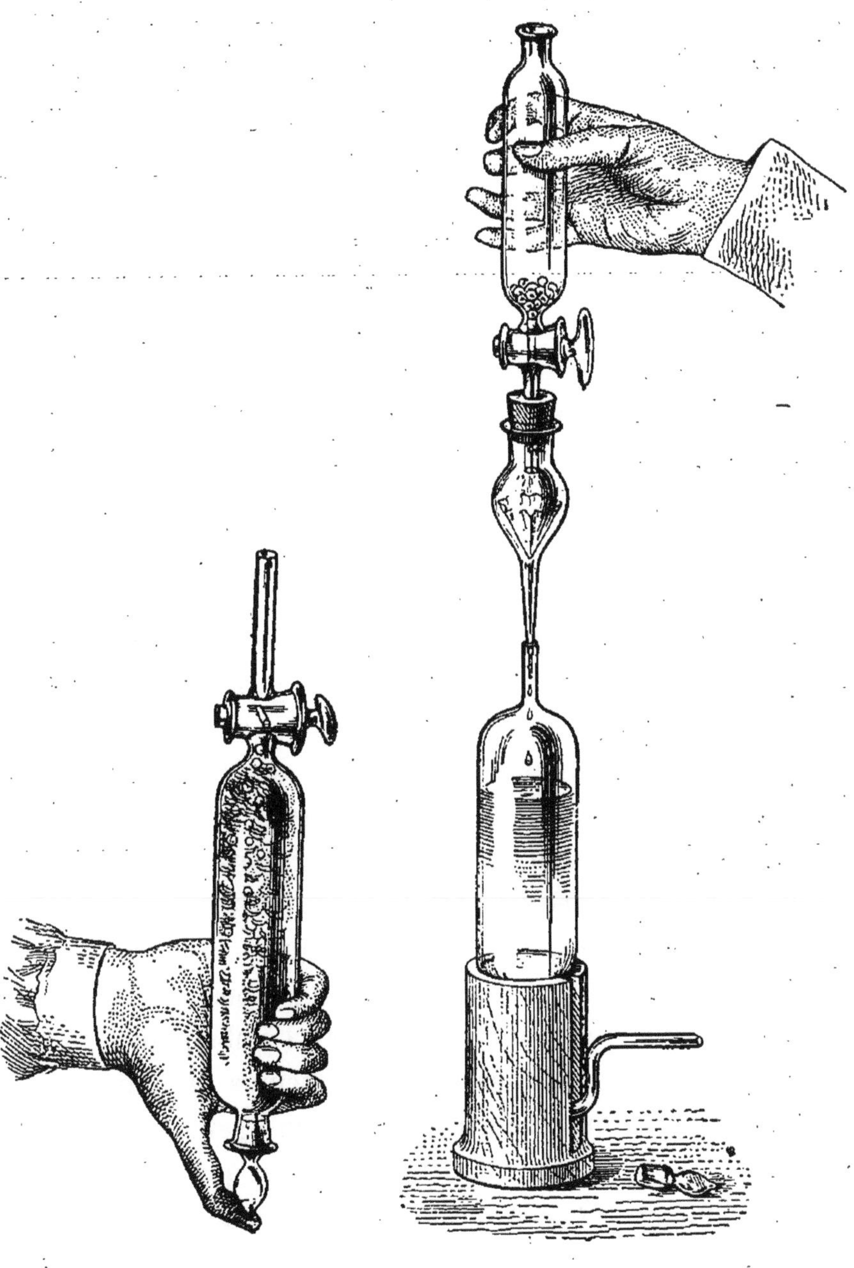

veine une petite quantité d'air à cause des accidents que cela pourrait entraîner. Disons cependant qu'une petite bulle d'air peut être entraînée et introduite sans inconvénient dans la veine; elle se dissout aussitôt dans le plasma sanguin.

Il ne reste plus qu'à faire passer le liquide dans une veine de l'avant-bras ou de la saignée.

Pour ce faire, on peut dénuder la veine, y introduire l'aiguille montée sur le tube, et fixer la veine autour de l'aiguille par une ligature, puis faire passer le liquide en élevant l'ampoule, mais c'est là un procédé compliqué auquel nous préférons un mode opératoire plus simple.

Plaçant au milieu du bras une ligature élastique, formée d'un seul tour d'un tube de caoutchouc fixé par une pince à forcipressure, nous faisons exécuter aux malades quelques mouvements des doigts qui ont pour but de rendre les veines turgescentes.

Nous enfonçons l'aiguille à travers la peau dans la veine qui se dessine par transparence sous la peau ou qui fait parfois une saillie prononcée. Dès qu'un franc écoulement de sang nous montre que nous sommes bien dans la lumière du vaisseau, nous ajoutons l'embout placé au bout du tube dans l'embouchure de l'aiguille, nous lâchons en même temps la pince à forcipressure qui maintient serrée la ligature sur le bras, et nous laissons entrer le liquide, que nous réchauffons au fur et à mesure de son écoulement, en faisant passer le tube de caoutchouc dans une cuvette remplie d'eau chaude. Quand l'ampoule est vide, nous suivons à travers les index de verre placés sur le tube la descente du liquide et, au moment où le niveau atteint le second index, nous séparons le tube de l'aiguille qui reste enfoncée dans la veine; deux ou trois gouttes de sang[1] refluent par l'ouverture de celle-ci. Nous l'enlevons alors d'un coup sec et nous frictionnons légèrement avec une compresse stérilisée pour détruire le parallélisme des plaies de la peau et de la veine, ce qui suffit, en général, à arrêter l'écoulement. Un pansement sommaire, ou même une simple rondelle d'emplâtre adhésif est alors appliquée sur la plaie et tout est terminé.

L'opération paraît fort simple. En pratique, elle l'est un peu moins, et nous allons indiquer quelques difficultés qui peuvent se présenter au cours de l'opération.

Tout d'abord, il peut arriver que les veines, peu volumineuses, soient peu visibles. Chez les sujets gras, chez les femmes, on a souvent beaucoup de peine à les

---

1. Cette précaution a pour but d'empêcher que quelques gouttes de la solution soient laissées par l'aiguille dans le tissu cellulaire au moment où cette aiguille sort de la veine. On arrête ainsi la sensibilité qui pourrait résulter de cette petite suffusion de liquide. Schreiber a l'habitude d'injecter une petite quantité de sérum ordinaire quand l'aiguille est placée et, en terminant, d'en injecter encore quelques gouttes pour ne pas laisser dans le trajet de l'aiguille une gouttelette de la solution injectée. Cette pratique qui est d'ailleurs tout à fait inutile a l'inconvénient de risquer de déplacer l'aiguille et de la faire sortir de la veine. Nous préférons, en terminant, laisser sortir, comme nous l'avons dit, quelques gouttes de sang par l'aiguille avant de la retirer.

apercevoir. Cette difficulté est minime, quand la constriction est convenablement faite au-dessus du point
où l'on veut faire l'injection. On peut sentir facilement
les veines rouler sous le doigt comme de petits cor-
dons mollasses; on les fixe avec l'index gauche et on
les atteint assez facilement avec l'aiguille, tenue dans
la main droite. D'ailleurs, si le sang ne sort pas tout
de suite, ce qui montre que l'aiguille est à côté de la
veine, il est facile de chercher à entrer dans le vaisseau,
car le malade ne souffre pas, la traversée de la peau
étant le seul moment sensible de l'opération. Dès que
l'aiguille est bien placée, on adapte le tube à celle-ci,
on enlève la ligature en élevant l'ampoule et l'injection
passe.

Il arrive souvent que, chez des sujets où les veines
sont très saillantes, celles-ci roulent sous la peau et
fuient devant la pointe de l'aiguille, au moment où
on cherche à les atteindre. On fera bien de les fixer
avec le pouce et l'index gauches juxtaposés avant
d'enfoncer l'aiguille.

Un petit accident, plus fréquent encore et plus en-
nuyeux, est le suivant : Chez les individus dont le ré-
seau veineux se marque en forte saillie dès que la
compression élastique est posée, on voit parfois un
petit hématome se former à l'endroit piqué, dès que
l'aiguille est introduite dans le vaisseau. Ce fait est
dû à ce que la tension sanguine de la veine, très élevée par la compression, fait fuser le sang hors de la
veine, tout autour de l'aiguille qui la perfore.

Ce petit hématome augmente assez vite de volume, tant que la constriction reste serrée; il peut déplacer la veine et en faire sortir l'aiguille. Au moment où l'injection commence à passer, si cette petite suffusion sanguine n'augmente pas, si elle ne dépasse pas le volume d'une fève, et si le liquide baisse franchement dans l'ampoule, on ne devra pas s'en préoccuper, elle ne gênera pas l'injection. Si, au contraire, la petite tuméfaction augmente, si le malade accuse de la douleur et si le liquide ne baisse pas dans l'ampoule, n'insistez pas, c'est que l'aiguille est sortie de la veine et que le liquide passe dans le tissu cellulaire périveineux.

Il faut alors retirer l'aiguille, placer de nouveau la ligature élastique sur le bras et piquer à un autre endroit. On ne doit pas oublier que la piqûre par elle-même ne laisse aucune sensation douloureuse, et qu'il vaut mieux piquer successivement dans deux ou trois veines pour obtenir que l'injection passe régulièrement, plutôt que de laisser sourdre du liquide hors du vaisseau. Si cet accident se produit, le passage de la solution d'arsénobenzol sous la peau détermine une légère réaction inflammatoire un peu douloureuse, qui dure un ou deux jours. Comme l'extravasation du liquide est toujours minime, les accidents sont sans la moindre gravité et un pansement humide les fait disparaître en quarante-huit heures.

Au contraire, si on a eu le soin de retirer l'aiguille en voyant que l'injection ne passe pas franchement dans la veine, les malades, même si on a dû faire la piqûre à deux endroits différents, n'accusent pas la moindre sensation douloureuse quelques minutes après que l'injection est finie.

Enfin, méfions-nous de transfixer la veine au moment de l'injection. N'oublions pas que le vaisseau est presque toujours plus superficiel qu'il ne le paraît et que la force à déployer pour pénétrer dans sa lumière est toujours minime. Aussi jugeons-nous prudent et beaucoup plus sûr de faire pénétrer l'aiguille dans la veine en deux temps. Dans le premier temps nous nous efforçons de ne traverser que le derme, puis nous cherchons la veine dont la paroi offre à la pointe de l'aiguille une légère résistance. On pousse alors avec une extrême prudence, de façon à arrêter brusquement le mouvement de pénétration dès qu'apparaît le première goutte de sang.

Les aiguilles dont on se sert ordinairement ont, à notre avis, un biseau un peu trop long. Leur acuité permet de blesser la paroi inférieure de la veine ou de la transpercer sans qu'on s'en aperçoive. Nous leur préférons des aiguilles un peu courtes, peu volumineuses, 9/10 m'llimètre environ, et surtout taillées en biseau court à leur extrémité. Il faut déployer un peu plus de force pour les faire pénétrer à travers la peau, mais on a l'avantage de sentir fort bien un nouveau ressaut en pénétrant dans la veine. L'écoulement du sang qui se produit immédiatement après montre qu'on est bien dans le vaisseau.

Lorsque l'injection est terminée, nous jugeons utile dde maintenir nos malades au lit pendant une journée, raarement deux, à cause de phénomènes généraux qqui se produisent souvent.

Les doses que nous employons varient entre 30 et 500 centigrammes, suivant le sexe, la nature des acci-deents à combattre et la constitution physique du suüjet. Pour le traitement des syphilis jeunes, nous reenouvelons l'injection aux mêmes doses au bout de troois à huit jours; dans les autres cas, si besoin est, noous faisons la deuxième injection au bout d'un maois, suivant le procédé de Schreiber.

.lLorsqu'il s'agit de malades pouvant présenter une sussceptibilité spéciale à l'arsénobenzol, tels que les maalades atteints d'affections nerveuses graves ou cheez les malades âgés, notre première injection est seuulement de 10, 15 ou 20 centigrammes. Si elle est bieen supportée, nous élevons la dose à 20 et 30 cen-tigrrammes la seconde fois. Nous pensons, en effet, quee, s'il importe que les doses massives élevées soient administrées aux malades dès le début du trai-temment, il n'est pas indispensable d'administrer ces dosses d'un seul coup, mais qu'il est possible de les fracctionner et de les répartir sur deux, trois ou quatre séaamces, à la condition que l'administration totale de celles-ci n'excède pas une durée de cinq à dix jourrs. Ces précautions, qui ne nuisent en rien au succès finaïl, sont de nature à donner toute satisfaction aux médlecins qui redoutent ce mode d'administration du

médicament, surtout lorsqu'il s'agit de malades ne
remplissant pas très exactement les conditions
d'intégrité organique exigible pour l'administration
des doses massives en un seul coup.

AVANTAGES ET INCONVÉNIENTE DE LA MÉTHODE.
— Les malades n'éprouvent aucune gêne locale, et
notre propre expérience ne fait que confirmer l'opinion des expérimentateurs allemands, qui ont déjà
employé ce procédé plusieurs centaines de fois et qui
sont unanimes à déclarer que cette méthode n'a occa-
sionné aucun accident sérieux. Dans un nombre de
cas assez grand on constate un peu de malaise,
des frissons, des vomissements, de la diarrhée. Il
existe parfois aussi un peu de céphalée et d'abat-
tement au moment de l'élévation de la température.
Celle-ci apparaît chez la plupart des malades
quelques heures après l'injection et elle atteint de
39° à 40°, rarement plus; elle disparaît en général
après quelques heures, et dure rarement jusqu'au
jour suivant.

Les avantages de cette méthode intra-veineuse
sont indubitables. D'abord, à part le malaise et la
fièvre du premier jour, elle épargne aux malades les
douleurs vives et parfois extrêmement prolongées
que leur font subir les injections d'émulsion. De plus,
elle est incontestablement active, aussi active sinon
plus que les autres méthodes, et n'expose pas aux
mécomptes dus à l'insuffisance de résorption que

mnous avons signalés plus haut. Elle permet en outre
dde pratiquer, dans des délais variant suivant les opé-
rrateurs, c'est-à-dire : trois jours pour Wintraub, trois
ssemaines pour Schrœber, une deuxième injection
ssans courir le danger de déterminer une intoxication,
aattendu que l'arsenic est éliminé dans un nombre de
jjours relativement restreint. Il faut, au contraire,
rredouter ce danger lorsqu'on emploie des injections
mon solubilisées en suspension dans l'eau ou émulsion-
mées dans l'huile, car il peut se constituer, aux foyers
dd'injections intra-musculaires, de véritables dépôts
dd'arsenic. Depuis que je pratique les injections intra-
weineuses, les seuls malades ayant présenté à la suite
dd'une deuxième injection faite six semaines et même
ddeux mois après la première, des phénomènes d'in-
ttoxication arsenicale durable, sont ceux chez qui la
ppréparation avait été injectée non solubilisée, et
aavait créé, par son insuffisance de résorption, des
ddépôts enkystés nettement appréc'ables à la palpa-
ttion.

Théoriquement, on peut faire valoir, contre cette
méthode, qu'elle ne garantit pas, à cause de son élimination rapide, la destruction des spirochètes en
fformation. C'est pour cela que certains auteurs, re-
ccommandent qu'on ne se borne pas à l'injection intra-
weineuse, mais qu'on la fasse suivre, quelque temps
aaprès, d'une injection intra-musculaire. Conformé-
mment aux observations de Schrœber, de Neisser, de
Blasckho, loin d'augmenter la sensibilité des malades

à l'arsenic, une première injection intra-veineuse empêche que la réaction générale soit aussi violente au moment de l'injection suivante, quand celle-ci est suffisamment éloignée. On peut donc, comme l'a démontré Iversen, augmenter la dose de la seconde injection, c'est-à-dire que si l'on injecte comme dose moyenne intra-veineuse 40 centigrammes chez les femmes, et 50 chez les hommes, il n'y aura aucun risque à injecter un mois à six semaines plus tard des doses de 50 à 60 centigrammes.

Cette injection pourra donc être doublée, aux mêmes doses, à quelques jours ou à une dose plus élevée à quelques semaines d'intervalle, d'une nouvelle injection intra-veineuse, comme le font Wentraub et Schrœber ou d'une injection dite de réserve, à absorption lente, intra-musculaire ou sous-cutanée, comme le conseille Iversen.

Résumé.

Pour résumer ce que nous venons d'exposer au sujet des différents modes d'administration de l'arsénobenzol, nous dirons : Il n'y a, à l'heure actuelle, en matière de technique, aucune méthode définitive et exclusive, s'appliquant à tous les cas et à tous les individus.

En pratique, il importe, pour se guider, de distinguer :

1º L'état physique des malades;

2° Le but à poursuivre, qui vise : ou bien la pure et simple guérison d'un accident (*traitement curatif*), ou bien l'attaque de la maladie dès son apparition (*traitement abortif*).

1° *État physique du malade*. — Celui-ci est-il jeune, vigoureux, robuste, présentant des accidents qui ne comportent aucune contre-indication? A un tel sujet, la méthode des injections massives et à dose élevée doit être appliquée sans hésitation. Dans ces cas nous donnons nettement la préférence à la méthode des injections intra-veineuses répétées deux et trois fois. Aux doses de 40 à 50 centig. pour les hommes et 30 à 35 centig. pour les femmes. S'agit-il, au contraire, d'un sujet dont l'intégrité organique n'est pas certaine, ou atteint d'accidents pour lesquels le professeur Ehrlich a cru, dès le début, devoir établir des contre-indications, d'accidents du système nerveux central par exemple, dans ce cas, on doit sans appréhension, mettre en œuvre le traitement administré à doses faibles et échelonnées à des intervalles plus ou moins éloignés suivant la tolérance du malade à la première dose.

Dans ces cas, restant fidèle aux injections intra-veineuses, nous employons, pour une première injection des doses faibles de 10, 15 et 20 centigrammes au maximum. Si celle-ci est bien supportée, nous pratiquons, de trois à six jours après (suivant la violence des réactions de la première injection), une deuxième injection à la même dose, parfois même à une dose légèrement plus élevée de 20 ou 30 centigrammes, de façon que le total atteigne environ 40 à 50 centigrammes. Si le malade ne montre aucune susceptibilité spéciale, un mois après nous administrons d'un seul coup la dose de 30 ou 40 centigrammes.

2° *But à poursuivre.* —La conduite à tenir, avons-nous dit, variera encore suivant le but qu'on se propose d'atteindre.

S'agit-il d'attaquer la syphilis dès son apparition, nous donnons également le choix aux doses massives de 50 centigrammes pour l'homme, et de 40 centigrammes chez la femme, injectées par la voie intraveineuse. Nous renouvelons cette injection à la même dose dans un délai de trois à six jours, et pratiquons une troisième injection un mois à six semaines après, à la dose de 50 centigrammes au minimum dans les conditions que nous avons fixées précédemment. Cette médication s'allie d'ailleurs parfaitement au traitement mercuriel que l'on doit mettre en œuvre pour concourir à la réalisation aussi rapide que possible des séro-réactions négatives, et pour les conserver ainsi le plus longtemps possible.

Si l'on se trouve en présence d'un accident tertiaire tardif, de nature quelconque, même parasyphilitique et dont on vise seulement la disparition, l'atténuation ou l'arrêt de développement, les doses à employer peuvent être moins élevées. Là encore nous accordons la préférence aux injections intra-veineuses, à la dose de 30 ou 40 centigrammes. Si l'accident n'est pas totalement disparu, nous renouvelons l'injection à dose supérieure un mois après.

Nous ne nous dissimulons pas cependant que le manuel opératoire de ces sortes d'injections présente certaines difficultés qui pourraient en éloigner le praticien. Il sera possible alors de recourir dans ces cas aux injections sous-cutanées ou intramusculaires.

Si le sujet est robuste et sain, s'il y a intérêt à agir rapidement, et par cela même à ne pas tenir compte de phénomènes douloureux qui pourraient survenir, on devra s'adresser à la préparation solubilisée, alcaline de préférence.

Si l'accident n'est pas menaçant, et si le malade redoute la douleur, l'on aura recours à la méthode des injections successives de Kromayer pour lesquelles on utilisera de préférence soit les émulsions huileuses acides, soit la préparation en suspension neutre, suivant le procédé modifié et perfectionné par Wechselmann.

II

Inconvénients. — Dangers.

Inconvénients. — L'injection d'arsénobenzol s'accompagne de quelques réactions locales et générales, variables suivant la méthode utilisée. Nous les avons déjà indiquées au chapitre de la Technique à propos de chaque méthode en particulier; mais il est nécessaire de les grouper en un seul chapitre et nous les rappellerons ici en quelques mots :

La *douleur* accusée par les malades au moment même de l'injection est des plus variables et dépend tant de leur susceptibilité personnelle que du mode de préparation du médicament. Le plus souvent très tolérable, elle est parfois vive, même très vive, et peut prendre un caractère de tension, d'arrachement vraiment pénible : ces douleurs atroces sont d'ailleurs exceptionnelles. La douleur immédiate n'existe pour ainsi dire pas avec la méthode de Wechselmann, tandis qu'elle est très violente, mais très passagère, avec les injections solubilisées alcalines. Les injections acides sont très peu douloureuses au début. La douleur tardive est plus fréquente; on peut même dire qu'elle est généralement la règle : elle est vive et se traduit dans la première nuit qui suit l'injection par une sensation de malaise, un véritable agacement qui empêche le sommeil.

La douleur peut persister jusqu'au troisième ou quatrième jour; quelquefois les malades n'éprouvent aucun malaise jusqu'au huitième ou dixième jour, qui est marqué par un réveil tardif de la douleur, laquelle peut durer encore quelques jours (nous avons surtout observé ces exemples de douleurs tardives chez des malades ayant subi des injections acides).

Dans tous ces cas d'ailleurs, l'emploi de la morphine n'est pas nécessaire et l'application de compresses froides, renouvelées toutes les trois heures, est suffisante pour rendre la douleur supportable.

Assez souvent lorsqu'on ne s'écarte pas assez du tronc du sciatique, il survient immédiatement après la piqûre un engourdissement, une douleur lancinante, irradiée le long de la cuisse et qui peut même s'accompagner d'une parésie des péroniers.

Nous croyons inutile de faire remarquer que ces réactions douloureuses ne se produisent jamais après une injection intra-veineuse. Seule, une petite réaction inflammatoire locale peut se montrer : elle est due à ce que quelques gouttes du liquide injecté ont transsudé dans le tissu périveineux. Mais cela constitue une faute opératoire facile à éviter avec l'habitude de ce mode d'administration.

Le *gonflement inflammatoire* est assez semblable aux réactions locales provoquées par les fortes doses de calomel. Il survient dans les jours qui suivent l'injection : la fesse est tendue, volumineuse, chaude, douloureuse spontanément et à la pression, sans trace de lymphangite. Il semble à première vue qu'un abcès va se former, mais la palpation de cette tumeur ne décèle aucun point de fluctuation. Ces phénomènes s'amendent d'habitude assez rapidement, l'empâtement diffus ne subsiste jamais plus d'une semaine. Dans un seul cas, nous avons vu un empâtement du volume d'un œuf, consécutif à une injection intramusculaire de la région fessière, aboutir à une suppuration tardive. De notre expérience, il résulte que ces phénomènes pseudo-phlegmoneux peuvent être évités la plupart du temps en veillant minutieusement à la neutralité parfaite du liquide injecté et surtout en s'appliquant à éviter de pratiquer l'injection dans l'épaisseur du derme ou dans le fascia sous-jacent. Il est utile de recommander également au malade un repos prolongé au lit d'au moins trois jours.

Empressons-nous d'ajouter que ces constatations ont été faites presque exclusivement sur des malades traités par la première méthode de Wechselmann. Si nous avons été assez heureux pour échapper aux pénibles complications du sphacèle local, il n'en a pas été de même pour tous les expérimentateurs, et cette complication est une des raisons pour lesquelles cette méthode a été si vivement critiquée avant les perfectionnements qu'y a apportés son auteur.

Quant aux nouveaux procédés d'injections solubilisées alcalines et acides que nous avons décrits, ils sont susceptibles de déterminer des réactions inflammatoires assez violentes, mais ils exposent infiniment moins au sphacèle, et pour notre part nous n'en avons jamais vu. Cette complication est en effet tardive et la résultante de l'enkystement prolongé de l'arsénobenzol ; les injections solubilisées alcalines ou acides s'absorbent plus rapidement et plus complètement, n'occasionnent pas de dépôts arsenicaux et sont par conséquent moins susceptibles de provoquer des accidents de sphacèle.

La *fièvre* avec la dose moyenne de 0,50 apparaît assez notable une fois sur 4 ou 5 environ. Le plus souvent l'élévation de température est peu marquée, atteint 37°,6 à 37°,8 le soir même de l'injection pour revenir le lendemain à 37° et ne plus subir aucun écart. Le soir même de l'injection, la température peut monter d'emblée à 39°,8, 40°, pour revenir dès le lendemain à la normale. Dans quelques cas, la température oscille autour de 38° pendant deux ou trois jours. Enfin il n'est pas rare de voir la fièvre apparaître seulement trois ou quatre jours après l'injection, accompagnant le réveil tardif de la douleur, s'atténuer avec elle, et disparaître au bout de vingt-quatre ou quarante-huit heures.

Avec les injections solubilisées, on peut assister à des réveils fébriles tardifs, même dans les cas où aucune tuméfaction n'avait attiré l'attention.

La réaction thermique est la règle après les injections intraveineuses; elle apparaît le soir même de l'injection et peut atteindre 39° et même 40°. Elle s'atténue dans le courant de la nuit et il est exceptionnel que le malade présente plus de 37° et 37°,5 le lendemain matin. Cette fièvre ne se renouvelle plus les jours suivants.

Les *éruptions* consécutives ne sont pas fréquentes. Elles revêtent soit le type morbilliforme, soit le type scarlatiniforme et disparaissent rapidement. Nous avons constaté une fois un érythème noueux généralisé et très intense, s'accompagnant de douleurs rhumatoïdes, mais qui ne persista que deux jours. Il n'est pas rare de voir des poussées d'herpès après les injections intra-veineuses.

Signalons ici le halo congestif décrit par Herxheimer, qui apparaît fréquemment au cours des éruptions secondaires et dont nous avons parlé plus haut. On peut observer quelquefois l'apparition de douleurs très vives au niveau même des ulcérations syphilitiques comme nous avons pu le remarquer nous-même dans un cas de chancre géant de la verge et dans une syphilis ulcéreuse maligne précoce de la face.

Les malades peuvent encore se plaindre de constipation ou de diarrhée, de vomissements (après les injections intra-veineuses surtout); ils présentent quelquefois du tympanisme dû à un léger degré de parésie intestinale, de la céphalée, des épistaxis, des ménorragies, de la tachycardie.

Mais ces troubles, par leur peu d'intensité, leur fugacité (sauf peut-être pour les accidents de diarrhée qui paraissent tenaces chez les sujets présentant antérieurement à l'injection des troubles gastro-intestinaux), ne sont jamais importants.

On a signalé des phénomènes syncopaux et nous en avons vu nous-même deux cas à l'occasion d'une très vive douleur.

Bien que ces accidents soient dépourvus de toute gravité, c'est pour les atténuer et les surveiller que nous prescrivons après l'injection un repos complet au lit et une surveillance rigoureuse du malade au moins pendant quarante-huit heures, et c'est également pour cette raison que nous nous refusons à considérer ce traitement comme applicable à des malades de policlinique, surtout lorsque leur condition sociale ne leur permet pas de trouver à leur domicile les soins et la surveillance nécessaires.

Dangers. — Doit-on considérer comme négligeables ces accidents graves, ces cas de mort dont on a pu à grand'peine grouper un petit nombre?

Évidemment non, et il importe au contraire de mettre en relief les principaux de ceux qui ont été signalés jusqu'à ce jour, car ce sont dans l'immense majorité des cas des accidents évitables, étant donné les conditions dans lesquelles ils se sont produits.

Des quelques cas graves, mortels, qui nous ont été signalés, un seul semble devoir être imputé, de l'avis du professeur Ehrlich, à l'injection elle-même, en dehors de toute cause prédisposante. Les autres n'ont été, au dire des expérimentateurs eux-mêmes, que la conséquence presque inévitable d'une situation désespérée, ou bien d'une inobservation des contre-indications formulées par le créateur même de la méthode.

Ehrlich, qui a centralisé des observations très détaillées relatant les cas de mort, signale comme étant la cause des décès les affections graves du système nerveux, les tabes très avancés, les localisations bulbaires les ramollissements corticaux étendus. Les affections prononcées du cœur et de l'aorte.

Il faut toutefois distraire de ces observations, comme je viens de le dire, celle d'une malade d'Iéna, qui, très affaiblie, était atteinte de lésions tertiaires du pharynx et chez laquelle l'injection d'une solution *acide* avait engendré une irritation particulièrement forte. Ehrlich pense qu'il s'agit ici d'un effet de *shock* et il est vraisemblable que de tels accidents pourront être évités avec les nouvelles méthodes. Il est vrai de dire que l'autopsie fit constater une quantité considérable de tissu inflammatoire comprimant la moelle cervicale et ses racines antérieures. A ce niveau la réaction provoqua un œdème, qui eut pour consé-

quence la compression du phrénique préalablement al-
téré, et la mort s'ensuivit.

L'opinion d'Ehrlich est donc qu'il ne s'agit pas ici
d'un empoisonnement direct du système nerveux,
mais d'une réaction locale analogue à celles qu'a signalées Herxheimer et qu'on rencontre parfois après
l'injection de certaines tuberculines.

Fraenkel et Grouven ont rapporté le cas d'un
homme de trente-cinq ans mort trois heures et demie
après une injection intra-veineuse de 40 centigrammes
de « 606 »; on trouva, à l'autopsie, des foyers étendus
de ramollissement et des lésions de méningite chronique. L'injection avait d'ailleurs été pratiquée à
l'état de concentration excessive.

Dans un cas observé à Bonn, il s'agissait d'un tabes
très avancé avec accidents bulbaires.

Une observation de Copenhague relate également
le décès d'un malade atteint de paralysie grave datant de quatre ans, et ayant présenté, avant de mou-
rir, des signes de faiblesse cardiaque.

Orth avait apporté à Kœnigsberg des pièces anatomiques provenant de deux malades de la clinique de
Kraus ayant succombé respectivement douze et
quinze jours après l'injection. On trouva, dans les
deux cas, d'énormes foyers de nécrose dans la masse
des muscles fessiers. Or, l'un de ces malades était un
tabétique cachectique, porteur de volumineuses lésions ostéo-articulaires; l'autre avait une affection
cancéreuse.

Spietthoff a rapporté l'observation d'une malade qui pesait 30 kilogrammes et qui avait été injectée avec une dose de 20 centigrammes. La mort se produisit huit jours après, bien qu'on ait pu noter, pendant quelques jours, une amélioration sensible avec augmentation des globules rouges. On ne saurait donc incriminer ici autre chose qu'une cachexie momentanément enrayée et reprenant ensuite le dessus.

Ehlers, de Copenhague, a signalé également un cas de mort survenu chez un malade de 40 ans, lequel, syphilitique depuis onze ans, après avoir souffert de douleurs en ceinture, fit une attaque d'apoplexie en 1908. Cette attaque fut bientôt suivie de symptômes de démence, puis d'une nouvelle attaque en juillet 1910. Le 25 août on lui injecta 0 gr. 50 de « 606 ». La mort survint cinq jours après avec des signes d'empoisonnement et de paralysie du cœur. A l'autopsie on constata une dégénérescence aiguë du myocarde.

« Il existe encore quelques cas de décès, mais ils concernent des malades tellement avancés qu'il ne s'est agi dans ces cas que d'un dernier essai de sauvetage *in extremis* » (Ehrlich).

Ainsi nous n'avons guère à re ever qu'un seul cas (à notre connaissance actuelle) où il eût été difficile de prévoir l'issue fatale. Les autres se rapportent à des malades cachectiques ou atteints d'affections suffisamment graves par elles-mêmes pour expliquer la mort.

Quoi qu'il en soit, il est incontestable qu'au début de

l'expérimentation, les accidents ont plus particulièrement frappé des malades atteints de lésions graves
du système nerveux central. On en a tiré, peut-être un
peu prématurément, des contre-indications beaucoup
trop formelles et exclusives en ce qui touche les lésions
nerveuses. Mais cette préoccupation s'est considérablement atténuée dans notre esprit et dans celui de
tous ceux qui ont pu dans un nombre considérable de
cas, traiter sans dommage des malades atteints d'une
affection nerveuse grave, surtout avec la méthode des
doses réduites et répétées.

Si bien que, comme le déclarait Milian à la Société de
Dermatologie, les accidents signalés, si l'on exclut du
nombre les malades qui ont succombé aux suites d'une
affection suffisante à elle seule pour justifier leur
décès, paraissent beaucoup plus relever d'une simple
idiosyncrasie arsenicale que d'une sensibilité spéciale
du système nerveux à ce médicament. Néanmoins, il
n'en reste pas moins vrai que c'est pour cette catégorie
de malades qu'il conviendra d'user de la plus grande
prudence, surtout lorsqu'il s'agira d'un tabes avancé,
lorsque les phénomènes bulbaires seront en jeu, ou
lorsqu'on se trouvera en présence d'une méningo-encéphalite particulièrement grave. Il ne faut pas oublier
non plus que certains auteurs attribuent à l'arsénobenzol une influence vaso-dilatatrice, donc hémorra-
gipare assez marquée, pour qu'on en doive user avec
la plus grande prudence toutes les fois où l'on pourra
craindre une hémorragie, par exemple chez les ma-

lades atteints d'ulcération gastro-intestinale (Jacquet), chez ceux qui sont frappés d'hémiplégie récente, chez des porteurs d'anévrysme.

La question si importante des complications oculaires sera traitée plus loin. Qu'on nous permette de rappeler que dans les minutieuses recherches auxquelles nous nous sommes livrés, ni la lecture attentive des observations, ni les renseignements recueillis de la bouche même des expérimentateurs ne nous permettent de signaler le moindre cas de cécité. Ehrlich a pu nous écrire textuellement ceci : « Il ne m'a été signalé de cas de cécité nulle part, bien que j'eusse adressé un questionnaire particulièrement détaillé à cet égard. »

Ce qui a pu occasionner la confusion, c'est la relation inexacte de deux cas de cécité passagère : l'un survenu chez un tabétique traité par Spietthof avec 0 gr. 60 et qui ne dura que quelques minutes; l'autre chez un sujet qui, après avoir reçu 0 gr. 45, présenta de la ptose palpébrale droite pendant quelques instants et huit semaines après, eut, pendant dix minutes, une obnubilation visuelle totale du même côté. L'examen du fond de l'œil pratiqué quelque temps après ne fit rien découvrir d'anormal. Ajoutons que, dans ces deux cas, la préparation injectée contenait de l'alcool méthylique.

Non seulement il n'y a pas eu d'accidents à déplorer, mais Ehrlich, d'après quelques expérimentateurs, signale l'obtention des meilleurs résultats dans la *névrite optique*, et ajoute que si, dans l'atrophie du nerf optique, le « 606 » ne semble pas améliorer la lésion, en revanche, il ne l'aggrave point et semble même parfois en arrêter l'évolution.

J'ai pu injecter moi-même, sans le moindre inconvénient pour la vue de ces malades, deux tabétiques dont l'œil gauche était complètement perdu, et dont les lésions neuro-papillaires étaient très avancées du côté droit. La marche incessamment progressive de ces lésions semble même être enrayée depuis l'époque de l'injection.

En résumé, si l'exposé des accidents occasionnés jusqu'à ce jour par l'arsénobenzol ne permet pas de considérer ce médicament comme un produit toxique, on ne saurait sans imprudence le considérer dans tous les cas et quels que soient les doses employées comme un médicament parfaitement inoffensif et susceptible d'être appliqué sans mesure et sans discernement. Il est incontestable qu'il faut toujours compter avec une idiosyncrasie possible, et quelques injections d'une autre préparation arsenicale telle que le cacodylate de soude peuvent être à juste titre considérées comme une précaution fort utile. Aucun malade ne devra recevoir l'injection sans avoir été l'objet d'un examen approfondi et ceux d'entre eux qui ne jouissent pas d'une intégrité organique absolue, ou dont la constitution laisse à désirer ne pourront être admis au bénéfice des injections massives à hautes doses, sans que leur susceptibilité ait été éprouvée par l'administration préalable de doses réduites convenablement espacées. Il faudra toujours, en un mot, tenir le juste milieu entre la témérité faite d'ignorance et d'insouciance coupable et la pusillanimité qui paralyse et désarme.

Comme toutes les médications actives, la médication par l'arsénobenzol exige l'étude et la connaissance approfondie de son emploi. Au surplus, les accidents déjà nombreux imputables aux préparations mercurielles jugées inoffensives par le plus grand nombre des praticiens ne sont-ils pas là pour nous rappeler que le savoir, le discernement et la prudence sont les qualités dont on ne saurait se départir un seul instant quand on fait œuvre de thérapeute.

III

Élimination de l'arsenic
après les injections d'arsénobenzol.

L'élimination de l'arsenic chez les malades traités par l'arsénobenzol se fait surtout par l'urine. Elle commence, d'après Karl Greven, une demi-heure ou une heure au plus tard après l'injection, que celle-ci soit faite dans le muscle, sous la peau ou dans les veines, et dure en moyenne de dix à quinze jours. De telle sorte que pour se rendre un compte exact du début et de la durée de l'élimination arsenicale il faut rechercher l'arsenic de très bonne heure dans les urines.

Karl Greven s'est servi pour cela de la méthode biologique de Gosio modifiée par Abel et Battenberg. Cette méthode est fondée sur ce fait, que le Penicillium brovicaule cultivé sur un milieu contenant de l'arsenic même à l'état de traces les plus infimes, dégage une odeur fétide. La trop grande sensibilité, la manipulation délicate et longue de la méthode de Gosio font qu'il vaut mieux lui préférer, avec MM. Jeanselme et J.-Charles Bongrand, le procédé imaginé par M. Bougault, pharmacien en chef des Hôpitaux, moins sensible peut-être, mais beaucoup plus simple, exigeant peu de temps pour être exécuté. On emploie alors la technique suivante :

1º On détruit d'abord la matière organique par la méthode de A. Gautier ou en évaporant 100 centimètres cubes dans une capsule en présence d'acide sulfurique et d'acide nitrique;

2º On épuise le résidu obtenu par l'eau bouillante;

3º On ajoute au liquide ainsi obtenu et ramené à 5 centimètres cubes par évaporation 15 centimètres cubes du réactif :

Hyposulfite de sodium............	10 gr.
Eau.............................	10 c. c.
HCl pur........................	200 c. c.

4º Enfin, on chauffe au bain-marie bouillant pendant une demi-heure :

5º Il ne se produit aucun trouble, c'est que la quantité d'arsenic est inférieure à 0 gr. 00022. Si le liquide devient louche, c'est que la teneur en arsenic est comprise entre 0 gr. 00022 et 0 gr. 0003. Si le liquide devient opaque, la teneur est au moins égale à 0 gr. 0007. Si les urines étaient plus chargées en arsenic, il suffirait de ne prélever qu'une partie du liquide d'épuisement afin de n'avoir à évaluer que des quantités d'arsenic inférieures à 0 gr. 0007.

Dans les cas d'injection intra-musculaire du 606 insoluble, MM. Jeanselme et Bongrand ont constaté à l'aide de cette méthode l'existence d'une décharge nette d'arsenic du troisième au sixième jour après l'injection. Le jour qui précède cette décharge, l'élimination est notable, d'environ 0 gr. 00022 à 0 gr. 0007 pour 100 centimètres cubes d'urine, puis au moment même de la décharge, il s'élimine à peu près une quantité d'arsenic correspondant à 0 gr. 001 d'acide arsénieux par centimètre cube d'urine. Tous les autres jours, l'élimination est inférieure à 0 gr. 00015 d'arsenic par 100 centimètres cubes.

C'est à 70 millimètres qu'on peut évaluer la quantité d'arsénobenzol éliminé de l'urine à ce moment.

Fischer et Hoppe ont étudié l'élimination de l'arsenic après des injections alcalines sous-cutanées de la préparation d'Ehrlich, et rien n'est plus intéressant que de parcourir les tableaux suivants qu'ils ont fait paraître dans la *Münchener medizinische Wochenschrift :*

ÉMERY. — Méthode d'Ehrlich. 4

Élimination de l'arsenic dans l'urine

<table>
<tr><td>

Injection sous-cutanée d'une quantité de 606 correspondant à 0 gr. 04 d'As :

1er	jour	0,0033 gr.	d'As
2e	—	0,0018	—
3e	—	0,0022	—
4e	—	0,0026	—
5e	—	0,0034	—
6e	—	0,0021	—
7e	—	0,0018	—
8e	—	traces	
9e	—	traces	
10e	—	absence d'As.	

En tout 0,0172 gr. d'As.

</td><td>

Injection sous-cutanée d'une quantité de 606 correspondant à 0 gr. 12 d'As :

1er	jour	0,0051 gr.	d'As
2e	—	0,0064	—
3e	—	0,0069	—
4e	—	0,0061	—
5e	—	0,0058	—
6e	—	0,0044	—
7e	—	0,0068	—
8e	—	0,0029	—
9e	—	0,0034	—
10e	—	0,0028	—
11e	—	traces	
12e	—	traces	
13e	—	absence d'As.	

Au total 0,0309 gr. d'As

</td></tr>
</table>

Chez un épileptique avec des reins en parfait état l'élimination a paru être plus rapide.

L'urine contenait :

Au 1er jour............	0,0058 gr. d'As.
2e —	0,0062 —
3e —	0,0051 —
4e —	des traces
5e —	absence d'arsenic.

A l'hôpital de Magdebourg on a observé 25 malades à ce sujet, et on a constaté que dans la plupart des cas, dix jours après l'injection, l'urine ne contenait plus de traces d'arsenic.

Mais la durée de l'élimination n'est pas la même, suivant que l'on a fait une injection sous-cutanée ou intra-musculaire. Pour des injections sous-cutanées de 0 gr. 40 d'arsénobenzol, Greven a vu l'élimination durer quatorze jours dans deux cas. Dans quatre cas d'injections intra-musculaires de 0 gr. 45 elle dura dix-sept jours, et dix-huit jours pour une injection de 0 gr. 60. Dans tous ces cas, il s'agissait d'un traitement arsenical pur par l'arsénobenzol. Quand on fait en même temps une cure mercurielle, l'élimination de l'arsenic semble retardée. C'est ainsi que cette élimination dura vingt jours, quatre fois après des injections cutanées de 0 gr. 35 à 0 gr. 40, vingt-deux jours dans deux cas après injection intra-musculaire de 0 gr. 50, enfin dans un cas l'élimination se prolongea vingt-cinq jours après une injection de 0 gr. 60 d'arsénobenzol.

L'élimination de l'arsenic ne se fait pas toujours d'une façon aussi complète; elle s'effectue quelquefois par quantités très faibles et intermittentes, et alors ou bien les malades ne présentent aucun signe d'intolérance, ou bien ils présentent des signes d'intoxication : c'est ainsi que l'un des malades de MM. Jeanselme et Bongrand qui au dixième jour n'avait rien éliminé d'une injection de 0 gr. 60 de 606 dans la masse fessière, a présenté un érythème généralisé et persistant, une soif violente, des vomissements incessants, une diarrhée persistante, de la fièvre, de la tachycardie, tous signes d'intoxication arsenicale.

Lorsqu'on compare ces résultats à ceux que l'on obtient après une *injection intra-veineuse*, on est frappé dans ce dernier cas de la rapidité de l'élimination de l'arsenic : en deux ou trois jours l'élimination est complète.

Wechselmann cite un cas particulier démonstratif :

Après une injection intra-veineuse de 0 gr. 30 d'arsénobenzol il a trouvé :

$$
\begin{array}{lll}
\text{au 1}^{\text{er}}\text{ jour} & 0,0072 \text{ gr. d'As} \\
\text{2}^{\text{e}} \quad - & 0,0792 \quad - \\
\text{3}^{\text{e}} \quad - & 0,0053 \quad -
\end{array}
$$

Au quatrième jour l'urine était libre d'arsenic.

L'élimination est très précoce, elle a lieu dans les premières heures qui suivent l'injection.

Deux des malades de MM. Jeanselme et Bongrand ont été tout spécialement intéressants. Tous les deux ont eu des vomissements quelques heures après l'injection. Alors que dans un cas, on ne trouvait pas d'arsenic dans les urines douze heures après l'injection, tandis que des vomissements en contenaient de grandes quantités (0 gr. 60), dans l'autre cas on notait une élimination massive de l'arsenic (0 gr. 40) dans les urines et des traces dans les vomissements.

Chez le premier malade, l'estomac avait été pour ainsi dire la soupape de sûreté par laquelle l'excès d'arsenic a été rejeté de l'organisme. Chez le second, la décharge d'arsenic par les reins avait été hâtive, aussi les vomissements ne contenaient-ils que des traces d'arsenic.

L'arsenic injecté sous forme d'arsénobenzol ne s'élimine qu'en partie par l'urine. On trouve, en effet, des traces très notables de son passage dans l'intestin. Wechselmann estime que dans les trois premiers jours qui suivent une injection intra-musculaire on trouve en moyenne 0 gr. 0062 d'arsenic; du quatrième au sixième jour, on peut en révéler des traces, et quelquefois même jusqu'au dixième jour. Si l'élimination arsenicale après une injection intra-veineuse se fait en deux ou trois jours par l'urine, elle demande au moins cinq ou six jours pour être complète par l'intestin.

Enfin, nous tenons à rappeler ici les recherches jointes par M. Sicard et M. Bloch qui ont trouvé de l'arsenic dans le liquide céphalo-rachidien, lorsque l'injection avait été faite dans la veine, alors qu'ils n'en ont pas trouvé lorsque l'injection avait été intra-musculaire.

De tous ces faits il faut conclure :

Que l'élimination de l'arsenic après une injection d'arsénobenzol commence très rapidement dans l'urine. Après une injection sous-cutanée, l'élimination est plus rapidement terminée qu'après une injection intra-musculaire, en raison du dépôt que forme cette dernière au lieu d'injection ; après une injection intra-veineuse cette élimination est plus rapide encore.

Une cure parallèle de mercure paraît retarder l'élimination de l'arsenic dans les urines. Quant à l'iodure, d'après les expériences qui ont été faites sur le lapin, son administration concomitamment au traitement antisyphilitique par la préparation d'Ehrlich semble diminuer la durée de l'élimination de l'arsenic dans l'urine.

IV

Valeur de la méthode.

CHANCRE

L'action de l'arsénobenzol m'a paru singulièrement rapide sur les nombreux chancres que j'ai soignés, qu'ils soient simples ou multiples, génitaux ou extra-génitaux.

L'ulcération se dessèche rapidement, en quelques jours, quatre à six environ, puis elle pâlit et s'épidermise, et tout est terminé dix ou douze jours après l'injection.

Signalons ici un phénomène assez remarquable, et sur lequel le Dr Jeanselme a également insisté :

Le lendemain de l'injection, le chancre entre en turgescence, devient rouge, suintant, parfois un peu douloureux; mais tout rentre dans l'ordre en quelques

jours, et le processus de guérison se déroule normalement.

C'est surtout dans les cas de chancres multiples de
la verge qu'il est donné d'assister à ces différentes
transformations. Non seulement ces phénomènes
inflammatoires se produisent, mais on peut observer,
pendant trois ou quatre jours consécutifs, des douleurs extrêmement vives précédant le moment de la
guérison.

Après la cicatrisation, l'infiltration nodulaire sous-
jacente, quoique sensiblement ramollie et diminuée
de volume, persiste quelquefois.

Néanmoins, si, dans certains cas, l'induration
chancreuse persiste assez longtemps, dans d'autres,
au contraire, la disparition de l'accident primitif et
de son substratum est complète et extrêmement
rapide. M. Bizard a particulièrement insisté sur
les succès qu'il a obtenus en pareil cas. Nous-même
nous avons observé des ulcérations chancreuses seulement épidermisées à la suite d'un traitement mercuriel par les injections solubles et qui s'étaient
ouvertes dès la suspension du mercure : quarante-
huit ou trente-six heures après l'injection d'arsénobenzol il ne restait plus de trace de ces lésions.
Dans les cas de phagédénisme les plus rebelles au
traitement mercuriel, la médication arsenicale d'Ehrlich semble devoir rendre de signalés services, et
nous avons traité avec le plus grand succès des
chancres phagédéniques de la verge qui, presque

immédiatement après l'injection, entraient en voie
de réparation.

Les *bubons inguinaux* rétrocèdent quelquefois avec
une certaine lenteur. Parfois même ils persistent d'une
façon insolite, gardant, comme le dit le Dr Jeanselme,
le volume d'une petite noisette; mais, bien souvent
aussi, leur disparition est extrêmement rapide, précédant même la cicatrisation du chancre. Nous sommes d'ailleurs convaincu que l'injection intra-ganglionnaire, pratiquée constamment par Duhot, doit
hâter leur disparition.

Quoi qu'il en soit, l'attaque de l'accident primitif
par l'arsénobenzol, *à ne considérer que cette première manifestation objective de la syphilis en elle-
même*, est moins impressionnante que pour nombre
d'autres accidents syphilitiques. Dans quelques cas,
rares il est vrai, la cicatrisation a été très tardive.
D'autres fois, la cicatrisation était rapide, il semblait
que l'accident primitif, si volumineux qu'il fût,
voulût régresser avec une rapidité foudroyante, et,
brusquement, l'action du médicament s'arrêtait.
J'ai observé personnellement des cas identiques à
ceux qui m'avaient été signalés par Ehrlich, et j'ai
vu subsister au centre de certaines cicatrices une petite ulcération au niveau de laquelle persistaient les
spirochètes. Ces faits, étant donnée l'action éminemment cicatrisante et réparatrice de l'arsénobenzol
sur les accidents ulcéreux, semblent paradoxaux
et surprennent étrangement. Mais cette efficacité

relativement émoussée de l'arsénobenzol sur les accidents primitifs s'explique, selon moi, non par l'impuissance spécifique du médicament, mais par
des raisons anatomo-pathologiques toutes locales,
probablement par les thromboses vasculaires qui
s'opposent partiellement à l'apport du médicament
au contact des spirochètes.

Cependant l'infection syphilitique a déjà franchi
les limites du chancre et de ses quelques satellites,
et nous avons maintes fois constaté l'action curative
certaine de l'arsénobenzol sur cette affection, même
dans les cas où l'accident primitif ne semblait que
faiblement influencé.

Certains de nos malades, en effet, après avoir présenté un Wassermann positif, étaient en séro-réaction
négative alors qu'il persistait encore une légère exul-
cération, point de départ incontestable, d'ailleurs,
d'une réinfection générale ultérieure puisque, dans
ces cas particuliers, les séro-réactions redevenaient vite
positives. Ces constatations de retour de la séro-
réaction de Wassermann au positif, nous ne les avons
plus faites depuis que nous avons substitué la méthode des injections intra-veineuses aux méthodes
des injections intra-musculaires ou sous-cutanées. Les
trois injections successives que nous pratiquons dès
l'apparition du chancre nous ont donné jusqu'à ce
jour des résultats favorables et constants chez les
malades que nous avons traités. Mais si favorables
qu'aient été ceux-ci, nous ne jugeons pas négli-

geables les précautions supplémentaires prises par certains expérimentateurs, telles que le traitement local du chancre (exérèse, destruction au galvano-cautère), le traitement mercuriel local (Blaschko), l'injection intra-ganglionnaire (Duhot) et surtout le traitement général mercuriel simultané par les injections solubles, procédé auquel Gennerich doit actuellement, depuis plus de six mois, des résultats sérologiques et cliniques qui paraissent définitivement acquis sur vingt-cinq accidents primitifs.

ACCIDENTS SECONDAIRES

Dans les nombreux cas d'accidents secondaires pour lesquels j'ai employé l'arsénobenzol, j'ai été tout particulièrement frappé par l'action extraordinairement efficace de cette préparation sur les accidents muqueux de tout siège et de toute nature. Les simples plaques muqueuses des amygdales et du voile du palais, les syphilides érosives ou superficiellement ulcéreuses des lèvres s'effacent comme par enchantement vingt-quatre ou trente-six heures, quelquefois même douze heures après l'injection.

Les *syphilides vulvaires* et *péniennes*, surtout quand elles ont pris le type végétant et lorsqu'elles sont depuis longtemps baignées, irritées et entretenues par des écoulements de voisinage, sont d'une guérison plus lente, mais l'action du médicament n'en est pas moins exceptionnellement rapide encore. Des cas de syphilides vulvaires très étendues furent radicalement guéris et cicatrisés en l'espace de huit à douze jours, sans autres soins locaux que de simples bains de propreté !

Les *syphilides végétantes* isolées ou conglomérées régressent, fondent, disparaissent à peu près dans le même espace de temps. Dès vingt-quatre heures même, on constate parfois un début de dessèchement. Certaines d'entre elles disparaissent cinq à six jours après l'injection.

Cette extraordinaire sûreté et rapidité d'action du « 606 » sur les accidents éminemment contagieux est à mettre en relief, en raison du rôle considérable et primordial que cette particularité est destinée à jouer dans la prophylaxie de la syphilis.

Les accidents éruptifs de la période secondaire subissent aussi très rapidement l'influence bienfaisante du « 606 ». Les *syphilides maculeuses* cèdent en général plus vite que les formes *papuleuses* et surtout que les formes *papulo-granuleuses* ou *lichénoïdes*.

Néanmoins, nous avons vu disparaître en moins de dix jours, chez un de nos malades, une éruption de syphilides papuleuses lichénoïdes des deux avant-bras, tellement tenaces que la médication mercurielle la plus intensive n'avait fait que l'atténuer d'une façon toute passagère. Nous avons eu dans ce même ordre de nombreux succès, mais il nous semble que pour des formes générales moins irréductibles, le traitement mercuriel intensif (emploi de calomel ou de biiodure de mercure à haute dose) peut soutenir la comparaison comme intensité et rapidité, sinon comme durée d'action avec l'arsénobenzol.

Il convient de noter ici que les injections de « 606 » déterminent sur la peau des sujets atteints d'éruptions spécifiques secondaires une réaction qui a surtout été signalée par Herxheimer. Il est très fréquent de voir, pendant les premiers jours qui suivent l'injection, des taches maculeuses, s'il s'agit d'une roséole, se congestionner, prendre une coloration plus fortement rosée, augmenter même de volume, et parfois s'entourer de nouveaux éléments maculeux éruptifs. S'il s'agit de syphilides papuleuses de différents types, ces éléments éruptifs s'entourent d'une sorte d'auréole, d'un *halo* rosé, qui donne à l'affection le caractère d'une aggravation subite. Cette éruption surajoutée disparaît rapidement, entraînant avec elle la guérison des accidents spécifiques. Herxheimer est loin de considérer ces cas fréquents, mais non constants, comme un signe défavorable à la guérison : ils sont, au contraire, à ses yeux, l'annonce d'une régression rapide des accidents.

Nous avons assez rarement vu se produire cette réaction, mais, en revanche, nous avons observé d'autres réactions que l'on peut ramener aux deux types suivants : certains malades présentent sur les régions génitale et périgénitale un exanthème confluent particulièrement accentué autour du chancre, exanthème douloureux, cuisant, accompagné d'un certain degré d'œdème du scrotum et du pénis : tous ces éléments éruptifs disparaissent au moment de la cicatrisation du chancre. Un petit nombre d'autres malades ont présenté des érythèmes noueux, urticariens ou discrètement morbilliformes ou scarlatiniformes, qui n'ont duré que fort peu de temps.

Que dire des syphilides secondaires graves, de celles que nous appelons les *syphilides malignes précoces*, syphilides pustuleuses, ulcéreuses, ecthymateuses, frambœsoïdes? Pour celles-ci surtout, la médication par l'arsénobenzol est un véritable triomphe, que leurs manifestations soient uniques, en petit nombre, ou généralisées. C'est dans les affections de cette nature que l'action cicatrisante et éminemment réparatrice de l'arsénobenzol se fait le plus complètement et le plus rapidement sentir, et cela d'autant mieux que les désordres généraux et les troubles fonctionnels dont souffrent habituellement de tels patients, s'améliorent et disparaissent aussi vite que les lésions cutanées et muqueuses se réparent.

C'est ainsi que nous avons vu des lésions ulcéreuses, notamment des lésions ulcéreuses faciales se réparer en l'espace de quelques jours.

Quelques-uns de mes malades, malgré un traitement mercuriel institué avec la plus grande sévérité, puis un traitement thermal au cours duquel la cure était poursuivie avec acharnement, présentaient des récidives incessantes de syphilides ulcéreuses mutilantes. Pendant les cinq ou six premiers jours qui suivirent l'injection, les lésions ne subirent qu'une modification légère. Puis, brusquement, les ulcérations se desséchèrent et en trois ou quatre jours la réparation cicatricielle fut complète. Nous avons d'ailleurs noté assez souvent ces processus de guérison par à-coups.

On peut parfois se montrer étonné de l'inactivité apparente du traitement chez les sujets porteurs de lésions recouvertes d'épaisses croûtes. En réalité, le travail de réparation se fait au-dessous d'elles, et lorsque celles-ci tombent après quelques jours, l'on est heureusement surpris de trouver en leur lieu et place une surface parfaitement cicatrisée; cette réparation peut être lente ou imparfaite, mais ces échecs partiels sont exceptionnels et ne se voient guère qu'après une seule injection.

Néanmoins, c'est à propos de cas de ce genre que nous déclarons avoir observé les plus grandes variations dans la rapidité de la régression. Aussi est-ce sur ces irrégularités et sur ces échecs partiels, que nous nous basons actuellement pour considérer, suivant l'opinion d'Ehrlich lui-même, les méthodes insolubles où le médicament est administré à l'état de suspension aqueuse comme étant le plus souvent insuffisantes, surtout si l'on prétend se borner à une injection unique, ce qui en aucun cas ne semble être une nécessité.

Nous avons assisté à de magnifiques guérisons pour *les formes infiltrées et non ulcérées de syphilides tuberculeuses, en placard.* L'infiltration en nappe disparaît en deux ou trois semaines, la peau s'amincit, reprend sa souplesse normale, la pigmentation cutanée disparaît de jour en jour.

C'est précisément sur des faits de cet ordre, de même que sur certains accidents tertiaires dont nous parlerons plus loin, tels que : arthropathies et synovites spécifiques, ostéo-périostites anciennes, scléroses linguales, etc., que s'est fondé le professeur Ehrlich pour déclarer que sa préparation avait non seulement une action destructive sur les spirochètes et la propriété de donner naissance à des anticorps, mais encore présentait une action résolutive spéciale sur les infiltrats néoplasiques spécifiques de tout siège et de toute nature.

A côté de ces manifestations secondaires importantes, qui ne sont autres que des lésions de tertiarisme précoce, et sur lesquelles la médication mixte (iodure de potassium et mercure) ne laisse pas que d'avoir une action curative très énergique et relativement rapide, il en existe d'autres, remarquables par leur ténacité et leur résistance prolongée à tous les anciens traitements. Je veux parler par exemple des formes invétérées profondes et étendues de *kératose syphilitique palmaire* et *plantaire*. Les résultats que nous avons obtenus en pareilles circonstances ont été absolument remarquables.

C'est ainsi que nous avons guéri plusieurs cas de syphilides kératosiques palmaires et digitales qui avaient résisté à tous les traitements mercuriels.

L'un de mes malades, notamment, avait été traité par moi pendant plus d'une année, à l'aide d'injections de calomel, sans que j'aie pu obtenir la moindre modification. Or, en moins de huit jours, il ne restait plus, au niveau de ces lésions, qu'une légère coloration rosée de la peau. La plupart de mes autres malades avaient également subi sans profit une médication intensive de une, deux ou plusieurs années.

Il n'est pas moins intéressant de constater les heureux résultats obtenus par ce traitement dans une des formes les plus tenaces et les plus rebelles de la syphilis : l'onyxis.

Un de mes malades présentait un *onyxis* généralisé aux doigts et aux orteils résistant à la médication mercurielle la plus intensive : trois jours après l'injection, la sensation de tension douloureuse que le malade éprouvait à l'extrémité des doigts avait complètement disparu, et, une semaine après, la repousse d'ongles sains s'effectuait d'une façon normale. Je citerai encore, en insistant particulièrement sur ce fait à peine croyable, mais que j'ai enregistré avec d'autant plus d'empressement qu'il a été observé par de nombreux témoins, un cas de *syphilides pigmentaires* totalement effacées en quelques jours. Cette guérison inattendue est, je m'empresse de le dire, tout à fait exceptionnelle et j'ai presque toujours vu ces pigmentations persister malgré la disparition de tous les autres accidents.

En dehors des modalités cutanées et muqueuses de la syphilis secondaire, les localisations articulaires et osseuses cèdent non moins vite à l'action du médicament. Les *hydarthroses secondaires* rétrocèdent rapidement. En trois ou quatre jours la circonférence de l'articulation diminue de plusieurs centimètres, les phénomènes douloureux disparaissent et en deux semaines environ, les articulations reprennent leur volume normal et retrouvent l'intégrité de leurs mouvements. Les périostites secondaires et les phénomènes douloureux absolument intolérables qu'elles provoquent s'effacent comme par enchantement sous l'influence de cette médication. Il est même incroyable de les voir disparaître à peine quelques heures après l'administration d'une injection telle que l'injection intra-veineuse par exemple.

ACCIDENTS TERTIAIRES

Les manifestations tertiaires n'offrent pas plus de résistance à l'action de l'arsénobenzol. On peut même dire que l'efficacité de ce médicament est particulièrement saisissante sur toutes les formes ulcéro-gommeuses de ce stade de l'affection syphilitique.

Nombreux sont les cas d'ulcérations tertiaires d'ordres divers que nous avons guéris avec une rapidité surprenante. Je ne citerai, en fait de *gommes ulcéreuses* musculaires, que le cas particulièrement frappant d'un malade très gravement atteint qui portait sur la région latérale droite du cou et sur la région claviculaire du même côté deux groupes de gommes confluentes, dont la réunion avait déterminé une énorme perte de substance, profonde et atteignant en surface la largeur de la main. Je lui fis une injection de « 606 » solubilisée alcaline. Je fus éloigné de ce malade ensuite pendant une durée de cinq jours; lorsque je le revis, à ma grande surprise, malgré ma confiance dans le traitement, les plaies profondes étaient littéralement comblées! La réparation totale s'est effectuée rapidement et le malade a été guéri définitivement en quelques jours.

J'ai traité également des cas d'*ulcères de jambe*, qui ont très bien guéri, bien que la cicatrisation de l'un d'eux ait été retardée par la présence d'un séquestre. Je note ici ce fait, fréquemment observé, que lorsqu'une nécrose syphilitique osseuse s'est produite, la médication d'Ehrlich a pour action de mobiliser très rapidement le séquestre et de l'expulser bientôt après, en provoquant la réparation immédiate de la partie correspondante de l'os. Chose remarquable, les phénomènes de *périostite*, parfois si douloureux, sous-jacents à ces manifestations gommeuses, sont les premiers à disparaître.

Il en est de même pour les *manifestations spécifiques tertiaires des os*. Chez deux de nos malades

femmes, atteintes d'ostéite spécifique de la clavi-
cule, dont l'une au moins était très ancienne, nous
avons vu le volume de cet os revenir à la normale
quelques jours après l'injection de « 606 ».

L'arsénobenzol a sur les *lésions destructives de la
voûte palatine et des fosses nasales* une action remarquable. Plusieurs de nos malades ont complètement
cicatrisé en une dizaine de jours des nécroses de
la voûte palatine et des os du nez, expulsant par de
simples irrigations nasales des séquestres rapidement mobilisés.

Dans plusieurs cas de *syphilides ulcéreuses des
fosses nasales*, s'accompagnant de suppuration et de
punaisie, la fétidité et l'écoulement disparurent avec
une extrême rapidité.

L'arsénobenzol est d'une activité incontestable sur
la *glossite scléreuse*. La première modification obtenue
consiste dans la réapparition de la mobilité et de la
souplesse de l'organe malade. En même temps disparaît la sensibilité douloureuse toute spéciale dont il
est habituellement le siège : plusieurs de mes malades
ainsi atteints pouvaient, dès le deuxième ou troisième
jour après l'injection, manger des croûtes de pain et
de la salade vinaigrée sans éprouver la moindre gêne.
Les déformations linguales disparaissent ou s'atténuent, mais je n'ai pas encore constaté la régression
bien nette des *leucoplasies franches*, invétérées, surtout des formes végétantes, bien qu'en cinq à six
jours j'aie vu disparaître complètement des taches

leucoplasiformes très tenaces développées depuis longtemps (l'une depuis plusieurs années) sur le bord de la langue.

Dans un cas de *syphilome hypertrophique diffus* de la lèvre, nous avons vu l'affection régresser lentement et en trois semaines la lèvre revenait à son volume normal.

Darier rapporte une observation analogue d'un homme à facies léontiasique, suite de syphilis maligne précoce, et d'ulcérations gommeuses récidivantes des lèvres, alors que le traitement mercuriel avait été sans action ; quinze jours après l'injection de 606, la bouffissure de la face avait diminué dans des proportions considérables et le processus gommeux s'éteignait.

En ce qui concerne les *arthropathies syphilitiques.* l'action du médicament est peut-être plus frappante encore. Un de mes malades, atteint d'une arthropathie de la cheville droite avec ankylose et phénomènes douloureux s'opposant à la marche, a vu son articulation revenir à son volume normal en quarante-huit heures et a pu marcher librement trois jours après l'injection.

Plus frappante encore est l'observation d'une petite malade de 10 ans, syphilitique héréditaire, présentant une énorme arthropathie du genou droit, avec ostéite déformante et tibia en lame de sabre. L'attitude du membre en flexion constante et incorrigible, ainsi que les douleurs, empêchaient absolument la marche. Huit jours après l'injection, cette fillette présentait une diminution de pourtour de l'articulation malade de 5 centimètres. La circonférence de la partie moyenne du mollet diminuait d'un bon centim tre; l'enfant ne souffrait plus, pouvait allonger complètement la jambe; à l'heure actuelle, elle a complètement récupéré l'usage de son membre.

SYPHILIS NERVEUSE

Le 606 a-t-il une action sur les lésions du système nerveux? La lecture des nombreuses publications à ce sujet semble le prouver : fréquents sont les cas où les auteurs ont noté tantôt une amélioration persistante, tantôt une guérison qui leur paraissait définitive. Parmi tous les symptômes qui traduisent l'infection syphilitique, un semble particulièrement influencé par le remède d'Ehrlich : la *céphalalgie*, parfois si intense et si rebelle, des périodes secondaires et tertiaires. Quelle qu'en soit la cause, elle est fréquemment citée comme un des accidents qui disparaissent d'une façon précoce et totale après l'injection. *Meidner*[1] relate un cas de céphalalgie nocturne post-syphilitique qui a été complètement guéri, « comme, ajoute-t-il, il l'eût été par l'iode, mais après un traitement plus long ». Pour *Blumenfeld*[2] les céphalal-

1. MEIDNER, *Therapie der Gegenwart*, II, 1910, p. 407.
2. BLUMENFELD, Rapport au Congrès de Königsberg. (in *Deutsche medizinische Wochenschrift*, 1910, p. 1917. *Le traitemetn d la Syphilis par le 606 d'Ehrlich.*)

gies syphilitiques disparaissent souvent vingt-quatre heures après l'injection. Tel est également l'avis de *Miekley*[1], du Dr *Hugo Anscherlik*[2] : « les maux de tête nocturnes de la syphilis tertiaire disparaissent avec une merveilleuse rapidité », de *Friedlænder*[3] : « les douleurs, surtout les crises gastriques et les céphalalgies insupportables disparaissent toujours quelques jours après l'injection ». Dans le long travail de *Duhot*[4], nous relevons deux cas de céphalalgies très vio'entes de la période secondaire, guéries l'une dès le lendemain de l'injection, l'autre une semaine après. En France ont été publiés les cas de *Jeanselme*[5] : la céphalée très intense disparut cinq jours après une injection de 606, de *Jeanselme, Laignel-Lavastine* et *Touraine*[6] : les auteurs ont observé dix malades, souffrant d'une céphalée syphilitique fort vive. Dans trois cas, la douleur subit dans les vingt-quatre premières heures une exacerbation marquée. Par contre, elle disparut toujours complètement dans un inter-

1. MIEKLEY, Congrès de Königsberg. (in *Deut. med. Wochen-schrift*, XXXVI, 1910, p. 1903.)

2. Dr HUGO ANSCHERLIK, Contribution aux observations sur le 606 d'Ehrlich. (*Münchener med. Wochenschrift*, 1910, p. 1980, n° 38.)

3. FRIEDLÆNDER, Le traitement de la syphilis par le 606 d'Erhlich. (*Deut. med. Woch.*, 1910, p. 1915.)

4. DUHOT, *Annales de la Policlinique centrale de Bruxelles*, n° 8, août 1910. Statistique de 400 malades traités par le 606 d'Ehrlich.

5. JEANSELME, *Société médicale des Hôpitaux*, 28 octobre 1910.

6. JEANSELME, LAIGNEL-LAVASTINE, TOURAINE, Note sur 50 cas de syphilis traités par le 606 à l'hôpital Broca. (*Soc. méd. des Hôpitaux*, 14 octobre 1910.)

valle de temps très réduit, souvent en moins de trois jours. Une seule fois, elle persista une semaine. Dans la statistique de *A. Marie*[1], nous trouvons l'observation XI d'un homme de 25 ans dont la céphalée nocturne ne put être soulagée par des injections de biiodure; 0 gr. 40 de 606 suffirent à la faire disparaître. Dans notre propre pratique nous avons maintes fois constaté la disparition de ces céphalées secondaires.

Les autres accidents de la syphilis cérébrale subissent à un degré moindre, semble-t-il, l'effet bienfaisant du remède. L'amélioration simple est relatée par *Kromayer*[2], *Meidner*[3], *Pick*[4], *G. Hugel* et *A. Ruete*[5]; *Wechselmann*[6], *Neissner et Kurnitzky*[7], ont « vu dis-

---

4. A. **Marie**, de Villejuif, De l'emploi du dioxydiamidoarsénobenzol dans la parasyphilis et de la technique des injections. (*Société médicale des Hôpitaux*, 25 novembre 1910.)

1. **Kromayer**, Considérations théoriques et pratiques sur le 606 d'Ehrlich-Hata. (*Berliner Klinische Wochenschrift*, 1910, p. 1585, n° 34.)

2. **Meidner**, Le remède d'Ehrlich pour quelques cas de syphilis interne. (*Therapie der Gegenwart*, II, 1910, p. 407.)

3. **Pick**, Résultats du traitement de la syphilis par la méthode d'Ehrlich-Hata, 120 cas. (*Wiener klin. Wochenschrift*, XXIII, 1910, p. 1193.)

4. G. **Hugel** et A. **Ruete**, Résultats d'expériences faites avec le 606 d'Ehrlich-Hata. (*Münchener mediz. Wochenschrift*, 1910, p. 20-26, n° 39.)

5. **Wechselmanm**, 510 cas traités par le 606. (*Deutsch. med. Wochens.*, 11 août 1910, n° 32, p. 1178.)

6. **Neissner** et **Kurznitzky**, Sur l'importance du benzol arsénieux pour le traitement de la syphilis. (*Berliner klinische Wochenschrift*, 1910, n° 32, p. 1485.)

paraître des phénomènes de paralysie et les douleurs occasionnées par la *syphilis cérébrale* ».

L'article de Duhot[1], déjà cité, renferme une observation fort intéressante à ce point de vue. Il s'agit d'un homme de 29 ans, dont le diagnostic en suspens était : syphilis cérébrale ou paralysie générale. L'infection remontait à une dizaine d'années. Le malade avait été soigné par des pilules. En 1906, survint un ictus avec parésie droite. Actuellement, le signe d'Argyll existe à droite; les réflexes pupillaires sont inégaux. Aux membres supérieurs et inférieurs on constate des troubles de sensibilité radiculaire. La parole est difficile; il existe du bredouillement. Les facultés intellectuelles et la mémoire sont diminuées. En août 1910, le malade reçoit en injection 1 gramme de « Hata ». Dix jours après, la céphalée a disparu; la mémoire, la parole, la marche sont améliorées. Au bout de dix-huit jours, une diplopie préexistante a complètement disparu. L'acuité visuelle est égale à l'unité. Les résultats, contrôlés par le Dr Trémolières, ont été que le malade est à nouveau capable de gagner son existence. *Alt*[2], qui fut le premier appelé à vérifier sur l'homme la valeur thérapeutique du 606, rappelle qu'en psychiâtrie, on observe

1. Duhot, *Annales de la Policlinique centrale de Bruxelles*, n° 81, août 1910, *loc. cit.*

2. Conrad Alt, Le nouveau remède d'Ehrlich-Hata contre la syphilis. (*Münchener medizinische Wochenschrift*, 1910, p. 561, n° 11.) — Le traitement de la syphilis par le 606. (*Deutsch. med. Woch.*, XXXVI, 1910, p. 1897.)

de nombreux cas de céphalées persistantes, accompagnées de neurasthénie, d'étourdissements, d'apoplexie bénigne ou grave, de paralysie et de crampes avec ou sans troubles cérébraux qui ne sont que les suites de lésions syphilitiques du cerveau. Des enfants, imparfaitement guéris par le traitement mercuriel, sont atteints de paralysie générale juvénile, d'épilepsie et d'idiotie. Pour Alt, 9 % des enfants imbéciles sont atteints de syphilis héréditaire. Les conclusions de l'auteur sont que la syphilis cérébrale est favorablement influencée par le 606 ; mais il ne faut la soigner qu'autant que les lésions « n'ont pas encore ruiné définitivement le système nerveux ». Ehrlich[1] a constaté une amélioration considérable apparue dès le cinquième jour, dans un cas d'épilepsie grave, traitée sans résultats dans un asile depuis deux ans. J'ai moi-même apporté[2], au récent Congrès français de médecine, une observation de syphilis cérébrale dont les accidents, traduits par des phénomènes d'épilepsie jacksonienne et une perte complète de la mémoire, ont été immédiatement arrêtés. *Hans Ritter*[3] publie le cas d'un homme de 41 ans, ayant eu plusieurs attaques d'apoplexie en 1909 et présentant de l'aphasie motrice. A la suite de la dernière attaque,

1. EHRLICH, Le traitement de la syphilis par le 606. (*Deut. med. Woch.*, XXXVI, 1910, p. 1893.)
2. EMERY, *XIᵉ Congrès français de médecine.*
3. HANS PETTER, Nos expériences sur le 606 d'Ehrlich. (*Münchener med. Woch.*, 1910, p. 2232, nᵒ 43.)

en mai 1910, survinrent une dépression intellectuelle
marquée et une perte accentuée de la mémoire.
En août, fut injecté 0 gr. 06 de 606. Au bout de quatorze jours, on pouvait remarquer une amélioration
très nette de tous les symptômes, notamment de la
mémoire, de l'intelligence et de la parole. *A. Marie*[1]
note une légère amélioration chez un homme de
40 ans, syphilitique depuis huit ans, atteint de démence organique, d'hémiplégie et d'aphasie. Un
homme de 32 ans, syphilitique, éthylique et morphi-
nomane, présentant des signes de dégénérescence
mentale, fait une crise de délire toxique. On lui injecte
0 gr. 30 de 606. Trois semaines après, le malade est
« en instance de sortie ».

Le traitement des *paralysies* offre à côté de guérisons immédiates, certaines, d'assez fréquents insuccès. L'hémiplégie est signalée comme ayant rétrocédé
par *Treupel*[2] dans deux observations, par *Gennerich*[3].
Cet auteur présente deux cas, l'un de paralysie complète, existant depuis deux mois : le malade recouvre
l'usage de ses membres au lendemain de l'injection ;
l'autre d'hémiplégie : vingt-quatre heures après le
patient put fléchir son bras ; depuis, il a recouvré sa
mobilité complète. La paraplégie fut considérablement

1. A. MARIE, *Société médicale des Hôpitaux,* 25 novembre 1910,
loc. cit.
2. TREUPEL, Nouvelles expériences faites avec les injections
d'Ehrlich dans les maladies syphilitiques, parasyphilitiques et mé-
tasyphilitiques. (*Deut. med. Woch.*, 1910, p. 1787, n° 39.)
3. GENNERICH, *Berliner klin. Woch.*, 1910, p. 1735, n° 38.

améliorée dans un cas de Treupel. *Duhot*[1] relate l'histoire d'un homme de 30 ans, infecté en septembre 1908, et présentant un an après une paraplégie grave avec incontinence fécale et urinaire. Le traitement mercuriel donne un résultat partiel. Vingt-deux jours après une injection de 0 gr. 80 de 606, les troubles des réservoirs ont disparu, la marche est possible, la sensibilité revient progressivement. Par contre, de nombreux auteurs avouent avoir constaté une médiocre influence du remède sur la syphilis spinale. *Meidner*[2], dans un cas, a constaté une amélioration plus accentuée que par le traitement mercuriel; toutefois « le résultat n'a pas été décisif ». Un autre cas, d'ailleurs réfractaire au mercure, n'a pas été sensiblement amélioré. *Stern*[3], chez un malade atteint de méningomyélite syphilitique, n'a constaté aucun résultat au bout d'un mois. Il convient toutefois de rappeler le cas heureux de Milian[4] : un étudiant en médecine contracte la syphilis en juin 1909. Malgré le traitement mercuriel, malgré l'hectine, l'auteur voit se développer des symptômes graves : céphalées intenses, douleurs fulgurantes dans les membres, abolition des réflexes rotuliens, diminution de la mémoire, inapti-

---

1. Duhot, *loc. cit.*
2. Meidner, *Therapie der Gegenwart*, II, 1910, p. 407.
3. Stern, *Traitement de la syphilis par le* 606. (*Deut. med. Woch.*, XXXVI, 1910, p. 1908.)
4. Milian, *Société médicale des Hôpitaux*, séance du 14 octobre 1910.

tude complète au travail, inégalité pupillaire par
mydriase gauche. Quatre jours après une injection de
0 gr. 60 de 606, l'anisocorie avait disparu, le réflexe
rotulien droit réapparaissait, et quelques jours après
la plupart des accidents étaient arrêtés. Malheureusement, tant dans la syphilis cérébrale que médul-
laire, les échecs ont été nombreux : *Ledermann*[1] publie
un cas de parésie faciale d'origine syphilitique injecté
sans résultat. *Michaëlis*[2] déclare que les cas anciens de
syphilis spinale et cérébrale, accompagnés de symptômes dénotant une dégénérescence déjà avancée de
la substance nerveuse, ont tous résisté au traitement.
Duhot[3] n'a observé aucun résultat au cours d'une
hémiplégie datant de dix ans. *Zeissl*[4] conclut que, chez
les paralytiques, on ne peut espérer une amélioration
que si les symptômes sont récents. *Treupel*[5] n'a vu
aucun changement se produire dans l'évolution d'une
paraplégie spasmodique, accompagnée de légers
troubles de la vessie. *Martin* et *Darré*[6] concluent à
l'insuccès sur une hémiplégie syphilitique ancienne,
avec contracture secondaire, et compliquée d'aphasie.

1. LEDERMANN, in *Deut. med. Woch.*, XXXVI, 1910, p. 1919.
(Rapport au Congrès de Königsberg.)
2. MICHAELIS, 110 cas de syphilis traités par le remède d'Ehrlich. (*Berliner klin. Woch.*, 1910, p. 1695, n° 37.)
3. DUHOT, *loc. cit.*
4. ZEISSL, Résultats du traitement de 100 cas avec le 606
d'Ehrlich. (*Wiener klin. Woch.*, XXIII, 1910, p. 2203.)
5. TREUPEL, *loc. cit.*
6. MARTIN et DARRÉ, Traitement de la syphilis par les injections intraveineuses d'arsénobenzol. (*Société médicale des Hôpitaux*, 4 novembre 1910.)

Guillain et *Ravaut*[1] publient l'observation d'une hémiplégie de la période secondaire, terminée par la mort,
malgré un essai de traitement par le dioxydiamidoarsénobenzol : ils ne croient pas devoir incriminer le
606, mais ils constatent son impuissance à enrayer les
accidents aigus. *Léon Bernard*[2] étudie sur un même
sujet l'action du dioxydiamidoarsénobenzol et celle
de mercure : une femme de 49 ans, souffrant de céphalées, d'insomnie et de douleurs à caractère fulgurant,
avait reçu en juin 1910 douze injections de benzoate
de mercure sans résultat manifeste. Quand l'auteur
la vit, elle présentait une céphalée très intense, à
paroxysmes nocturnes, des douleurs fulgurantes très
violentes dans les membres supérieurs et une diminution progressive des facultés intellectuelles, allant
parfois jusqu'au délire tranquille. La marche était
très pénible; il existait une parésie des membres inférieurs et du Romberg, signe de Babinski à droite et à
gauche. En outre, on pouvait constater des symptômes oculaires : mydriase, ptosis incomplet et stra-
bisme convergent à droite. Paralysie du lévogyre.
Diminution de l'acuité visuelle. Le liquide céphalo-
rachidien présentait de l'hypertension, et renfermait 52 lymphocytes par millimètre cube; la réaction
de Wassermann était positive pour le sérum sanguin.
Le 26 août, la malade reçut 0 gr. 45 de 606 en injection

---

1. GUILLAIN et RAVAUT, *Société médicale des Hôpitaux.*
2. LÉON BERNARD, Un cas de syphilis cérébro-spinale traitée
par le 606. (*Société médicale des Hôpitaux*, 4 novembre 1910.);

intra-musculaire. L'état s'aggravant (incontinence des matières, confusion des idées, gâtisme), on recourut à partir du 2 septembre aux injections quotidiennes de benzoate de mercure. A la douzième injection, les phénomènes parurent s'amender. En novembre, la marche était redevenue possible; les paralysies oculaires avaient disparu. La vision était bonne. Les douleurs, les céphalées avaient cessé. Pour L. Bernard, le 606 n'a eu sur ce cas aucun résultat.

L'influence du dioxydiamidoarsénobenzol sur la *parasyphilis* est tout aussi controversée; il s'agit, soit dans le tabes, soit dans la paralysie générale, de lésions nettement constituées, de destruction des éléments nerveux qui rendent souvent illusoire toute intervention thérapeutique. Toutefois certains accidents du tabes semblent rétrocéder après l'injection. Comme pour les manifestations de la syphilis cérébrale, ce sont les phénomènes d'ordre subjectif qui sont le plus améliorés. Les douleurs fulgurantes sont signalées comme ayant nettement diminué d'intensité dans deux cas de *Treupel*[1], dans un de *Saalfeld*[2], dans un de *Duhot*[3]. *Friedlænder*[4], *Alt*, *Bayet*[5], con-

---

1. TREUPEL, *loc. cit.*
2. SAALFELD. Le traitement de la syphilis par le 606 d'Ehrlich. (*Deutsche med. Woch.*, 1910, p. 1919.)
3. DUHOT, *loc. cit.*
4. FRIEDLÆNDER, Rapport au Congrès de Königsberg. (in *Deutsche med. Woch.*, 1910, p. 1715.) — *Le traitement de la syphilis par le 606 d'Ehrlich.*
5. BAYET, *Société clinique des Hôpitaux de Bruxelles*, in *Journal médical de Bruxelles*, 13 octobre 1910, p. 615.

firment ces résultats. Les crises gastriques paraissent rétrocéder (observations de *Saalfeld*, *Friedlænder*, *Alt*), on les a vu disparaître dans la semaine qui suivait l'injection. D'autres auteurs ont signalé la disparition des troubles vésicaux (*Zieler*[1], *Duhot*, *Neisser*), de certains troubles trophiques, tels les maux perforants plantaires (*Sieskind*[2], *Miedner*[3], *A. Marie*). Les désordres ataxiques eux-mêmes semblent avoir été favorablement influencés chez quelques sujets (un cas de *Meidner*). Herxheimer et Schonnefeld[4], dans un cas infecté depuis quinze ans, où, malgré une cure mercurielle, persistaient encore une parésie des membres et de la face, une démarche incertaine, de l'hésitation de la parole, de la faiblesse de la mémoire et une diminution des réflexes, injectèrent 0 gr. 50 de 606. Presque tous les accidents disparurent. Alt cite l'histoire d'un tabétique, jadis fortement incoordonné, qui put quelques mois après l'injection « prendre part allégrement à une marche de parade, à l'occasion d'une fête de vétérans ». *Milian*, chez un tabétique, ataxique depuis vingt ans et hémiplégique, a vu les symptômes moteurs disparaître. Un autre malade peut

1. Zieler, Expériences faites avec le 606 d'Ehrlich-Hata. (*Deutsche med. Woch.*, 1910, p. 2040, n° 44.)

2. Sieskind, Rapport récapitulatif sur 375 cas traités par le médicament d'Ehrlich-Hata. (*Münch. med. Woch.*, 1910, p. 2027, n° 39.)

3. Meidner, *loc. cit.*

4. Herscheimer et Schonnefeld, Nouvelles communications sur l'action de l'arsénobenzol d'Ehrlich dans la syphilis. (*Med. klinisch.*, VI, 1910, p. 1400.)

désormais marcher sans le secours de sa canne, à laquelle depuis des années il était obligé d'avoir recours.

Nous avons personnellement constaté, surtout depuis l'usage des injections intra-veineuses à doses fractionnées et répétées, l'heureuse influence de cette médication sur plusieurs de nos tabétiques. C'est ainsi que nous avons enregistré chez quelques-uns l'atténuation ou la disparition des douleurs fulgurantes, l'amélioration de névrites optiques ou acoustiques. Chez d'autres les désordres ataxiques ont été favorablement, parfois extraordinairement influencés.

Mais, à côté de ces cas heureux, les insuccès sont fréquents. Les mêmes auteurs qui se félicitent d'avoir pu obtenir des guérisons déplorent un nombre peut-être plus grand d'échecs. Meidner a traité six cas de tabes sans résultat. Zieler, sur six cas, n'a observé qu'une fois une diminution des symptômes. *Karl Tæge*[1], sur neuf sujets atteints de paralysie générale ou de tabes, note seulement trois améliorations légères. Saalfeld publie deux insuccès. Pick[2] déclare que dans les cas de tabes et de paralysie générale avancés, il n'a pas constaté d'effets visibles du médicament. *Bayet*[3]

1. KARL TÆGE, *Münchener med. Woch.*, 1910, p. 2180, n° 42. *Expériences faites dans le traitement de la syphilis avec le 606 d'Ehrlich-Hata.*
2. PICK, Résultats du traitement de la syphilis par le traitement d'Ehrlich-Hata, 120 cas. (*Wiener klin. Wochenschrift*, XXIII, 1910, p. 1193.)
3. BAYET, L'arsénobenzol (préparation 606 d'Ehrlich-Hata) dans le traitement de la syphilis. (*Annales des maladies vénériennes*, t. V, n° 10, novembre 1910, pp. 801-829.)

conclut que, dans le tabes, les résultats sont incer-
tains, des plus discordants. Ils sont nuls dans la paralysie générale. *Hugel* et *Ruete*[1] ont traité un paralytique général au début, sans provoquer aucune amélioration. *Darier* et *Cottenot*[2] ont eu le même insuccès
dans la même affection traitée également au début.
Malgré les conclusions optimistes et la constatation
d'une amélioration dans l'évolution d'une paralysie
générale, d'ailleurs douteuse, la statistique publiée
par A. Marie[3] tend à établir le peu d'action de l'arsénobenzol dans la parasyphilis. Au Congrès de Königsberg, la plupart des auteurs déclarent n'avoir obtenu
aucun résultat probant chez les tabétiques et chez
les paralytiques généraux. Telles sont également les
conclusions de Favento, Michaëlis, *Bizard*[4], *Sicard* et
Bizard[5], du professeur *Gaucher*[6]. Quelle opinion est-il
possible de dégager de tous ces faits en apparence
contradictoires?

Comment expliquer dans certains cas l'influence
évidente, dans d'autres l'échec complet du remède
d'Ehrlich? Il semble qu'il ne faille pas considérer

1. Hugel et Ruete, *loc. cit.*
2. Darier et Cottenot, Dix-neuf syphilitiques traités par
l'arsénobenzol. (*Société française de Dermatologie et Syphiligra-*
phie, 17 novembre 1910).
3. A. Marie, de Villejuif, *Société médicale des Hôpitaux*,
25 novembre 1910.
4. L. Bizard, *Société de Médecine de Paris.*
5. Sicard et Brizard, *XIe Congrès français de Médecine.*
6. Gaucher, Académie de Médecine. (*Gazette des Hôpitaux*,
15 novembre 1910. *Traitement de la syphilis par l'arsénobenzol.*)

l'entité clinique créée par la lésion des centres nerveux, mais plutôt la nature même des symptômes et la date de leur apparition. Les phénomènes d'ordre subjectif, céphalées, névralgies diverses, douleurs fulgurantes et des crises gastriques sont d'une façon incontestable améliorés ou guéris. Il ne faut cependant pas accepter ces résultats sans faire des réserves. Ainsi que Wechselmann l'a fait judicieusement remarquer au Congrès de Kœnigsberg, il convient de se méfier des phénomènes de suggestion : chez les tabétiques, on les observe chaque fois qu'on institue une médication nouvelle. Même remarque est faite par Milian : souvent chez ces malades se surajoutent des phénomènes hystériques dont l'atténuation, d'ordre psychique, est prise pour une amélioration. Dans les affections du système nerveux, à côté des symptômes liés à des lésions organiques apparaissent souvent des phénomènes névropathiques; leur variabilité peut induire en erreur. Mais l'élément psychique ne constitue pas dans tous les cas le substratum de ces symptômes : on est donc forcé d'admettre que le remède d'Ehrlich a le plus souvent sur eux une action indiscutable. Pour l'expliquer, Ehrlich[1] lui-même a émis une hypothèse ingénieuse : il ne se peut, dit-il, qu'au bout de quelques heures des modifications anatomiques se produisent; il n'y a donc probablement

1. EHRLICH, Le traitement de la syphilis par le 606. (in *Deut. med. Wochensch.*, XXXVI, 1910, p. 1893. Rapport au Congrès de Kœnigsberg.)

qu'une action fonctionnelle. Il faut croire que les douleurs dépendent des produits de sécrétion des spirochètes. Ces produits sont neutralisés par le 606 injecté, comme une toxine par son antitoxine.

La distinction des accidents en récents et anciens est de première importance pour juger l'action thérapeutique. Les lésions nettement constituées, établies depuis plusieurs années semblent y échapper : cette notion n'a rien qui puisse étonner si l'on songe aux dégénérescences secondaires et à la rapidité de destruction des éléments du système nerveux. Comme l'a fait remarquer *Iversen*, il est évident que la rapidité avec laquelle la syphilis cédera à une seule injection de 606 dépend du degré des altérations anatomiques. D'autre part, dans les cas avancés, l'injection ne sert de rien : telle est l'opinion ferme de *Michaëlis*. Au Congrès de Konigsberg, les orateurs déclarent que la syphilis nerveuse ne peut être améliorée dans ses manifestations tardives : *Zeissl*[1] écrit que chez les paralytiques, les hémiplégiques, les tabétiques, on ne peut espérer l'amélioration que si les symptômes sont récents. La parasyphilis est-elle curable par le 606 ? Il semble *à priori* que non, puisqu'il s'agit d'accidents se manifestant à longue échéance : cependant, en dehors des symptômes subjectifs, quelques auteurs ont noté des amé-

---

1. Zeissl, Résultats du traitement de cent cas avec le 606 d'Ehrlich. (*Wiener klin. Wochenschrift*, XXIII, 1910, p. 2203.)

liorations. *Michaëlis* a vu dans plusieurs cas de tabes des malades récents très sensiblement influencés. *Treupel, Alt* déclarent que dans le stade initial de paralysie tabétique (*tabo-paralysie*) le traitement paraît donner quelques résultats. *Duhot* conclut qu'il n'y a réellement que la paralysie générale et l'ataxie locomotrice très avancée qui défient toute thérapeutique : il aurait observé une évolution favorable dans des cas de paraplégie et d'hémiplégie datant de vingt à trente ans. Les tabétiques au début, ajoute-t-il, sont améliorés dans une proportion surprenante. *Neissner* et *Kuznitzky* écrivent : « La question n'est pas encore résolue de savoir si le 606 peut amener la guérison des cas de tabes ou de paralysie : mais il est hors de doute qu'on peut enrayer la marche de la maladie dans tous les cas où on se trouve en présence de symptômes frais. » Malgré ces faits, malgré la preuve que l'on a à traiter des accidents récents au cours de la parasyphilis, il convient actuellement d'être très réservé sur le pronostic : trop d'échecs de la médication, comme nous l'avons déjà vu, ont été notés par la grande majorité des expérimentateurs.

Il est d'ailleurs actuellement impossible de poser des conclusions fermes : les guérisons ou les améliorations sont trop proches de nous. Se maintiendront-elles? Ne se produira-t-il pas, dans ces affections du système nerveux, des récidives analogues à celles qui ont été signalées pour d'autres manifestations de la syphilis? Les modifications heureuses elles-mêmes sont-elles réellement dues au 606? Certains auteurs en ont douté : « Comme ces sortes de modifications se produisent parfois spontanément, écrit Michaëlis, je crois devoir réserver mon opinion en ce qui concerne l'efficacité du remède sur le tabes et la paralysie. » L'évolution du processus, dans ses aspects cliniques, est souvent fort variable et des rémissions spontanées peuvent être attribuées aux effets bienfaisants d'une injection : ce n'est que dans un temps relativement éloigné que nous pourrons être fixés à ce sujet]

Quelques notions cependant se dégagent à l'heure actuelle : il est évident que le processus morbide a été dans de nombreux cas tantôt enrayé, tantôt même arrêté par l'injection de 606. Que l'on mette en doute l'avenir, on ne peut nier que souvent les résultats immédiats ont été excellents. A eux seuls, ils suffisent à justifier la méthode.

Pour *Sieskind*[1] le dioxydiamidoarsénobenzol aurait une action spécifique sur le système nerveux : il faut aussi et surtout tenir compte de ses propriétés toxiques et excitantes, et c'est probablement à elles qu'il faut attribuer les effets thérapeutiques.

Il serait important de savoir dans quel cas on peut l'utiliser avec fruit : des recherches bibliographiques, il est actuellement impossible de tirer une opinion.

---

1. Sieskind, Rapport récapitulatif sur 375 cas traités par le médicament d'Ehrlich-Hata. (*Munchener med. Wochensch.*, 1910, p. 2027, n° 39.)

Dès que la lésion est constituée au sein même du parenchyme, dès que la cellule ou la fibre nerveuse est en voie de destruction, il semble bien qu'il soit trop tard : « Au moment où la paralysie devient manifeste pour tout le monde, écrit Alt, il est déjà trop tard de la soigner par le 606. Lorsque les tout premiers indices que seul le psychiâtre peut dépister sont reconnus par lui, ce n'est qu'alors qu'il est encore possible de déterminer un arrêt. » Cependant des cas anciens ont bénéficié du remède, tel le cas d'Ehrlich (épilepsie soignée depuis deux ans par le mercure), tel le mien propre (épilepsie jacksonienne). Nous ne pouvons nous empêcher de faire ici une remarque : tous ces cas, dits anciens, paraissaient plutôt relever d'une irritation méningée que d'une atteinte profonde du parenchyme. Les contractures secondaires, les paralysies spasmodiques n'ont jamais été améliorées. Il semble que, tant que le processus méningé est resté seul en évolution, qu'il a laissé à peu près intact l'élément nerveux sous-jacent, l'intervention du remède a pu être utile. Le diagnostic du siège de la lésion serait donc d'un grand bénéfice comme indication thérapeutique.

L'emploi du 606 dans les affections du système nerveux n'est pas en effet inoffensif. C'est parmi elles que l'on trouve les cas de mort relatés qui ont si vivement ému l'opinion. Ehrlich a toujours recommandé de ne pas injecter les malades atteints de lésions nerveuses avancées, telles que le tabes ou la

paralysie générale : il considère aussi comme contre-
indications les symptômes bulbaires, les phénomènes
de la période cachectique, les lésions vasculaires, les
dégénérescences accentuées du système nerveux central. Dans plusieurs nécropsies, les décès ayant été
consécutifs aux injections de 606, on a trouvé des
foyers de ramollissements étendus, surtout corticaux. *Sieskind*[1], comme Ehrlich, place au premier
rang des contre-indications les affections dégénéra-
tives avancées du système nerveux central; il faudra
refuser l'injection au malade, même s'il est porteur
d'une autre lésion susceptible de guérir. *Michaëlis*[2]
présume que « dans les cas où la dégénérescence suit
une marche rapide, la maladie est plutôt influencée
dans un sens péjoratif par l'injection ». Alt fait
remarquer qu'à la suite de l'emploi du 606 chez des
malades atteints de syphilis ou de métasyphilis cérébrale on a observé souvent de légers troubles, moteurs, sensitifs, sensoriels : « Chez les paralytiques à
forme dite spastique, il faut compter avec la production possible d'une attaque de paralysie, surtout s'il
s'en est déjà produit auparavant », et il conclut qu'il
faut exclure tous ces cas du traitement, *à fortiori* si
l'affection n'est pas récente. *Zeissl*[3] considère que
chez les hémiplégiques surtout, il importe de procéder avec la plus grande prudence, l'injection pro-

---

1. SIESKIND, *Munchener med. Woch.*, 1910, p. 2027, n° 39.
2. MICHAËLIS, *loc. cit.*
3. ZEISSL, *loc. cit.*

voquant chez la plupart de ces malades l'accélération du pouls. Le professeur *Gaucher*, à l'Académie de Médecine, démontre que l'emploi du 606 est dangereux chez les sujets qui ont été atteints d'hémorragie cérébrale.

Un certain nombre d'auteurs ont rapporté des accidents sérieux, d'ordre cérébro-médullaire, survenus chez des sujets qui paraissaient devoir bien supporter l'injection. Les désordres les plus fréquents ont été tantôt des convulsions épileptiformes, tantôt des troubles de rétention urinaire : presque tous ont d'ailleurs été transitoires et ont disparu sans reliquats. Leur apparition prouve néanmoins qu'il faut manier le remède d'Ehrlich avec prudence.

Spiethoff[1], chez un homme de 31 ans, atteint de « stupeur » et de syphilis secondaire latente, a noté l'apparition après l'injection « d'une attaque d'épilepsie qui a constitué comme un symptôme précoce particulier de la réaction générale ». *Bonhoffer*[2] signale chez un paralytique, deux heures après l'injection, une grave attaque d'épilepsie avec hémianopsie résiduaire du côté gauche. Le malade d'Ehrlich était un épileptique, traité depuis deux ans dans un asile. Il reçoit une injection qui provoque une terrible attaque d'épilepsie. Cet accident ne l'empêcha pas d'être au

---

1. SPIETHOFF, L'arsénobenzol dans la syphilis. (*Munchener med. Wochenschrift*, LVII, 1910, p. 1822.)
2. BONHOFFER, *Schesische Gesellschaft fur Vaterland Kalher* 29 juillet 1910.

6.

bout de cinq jours considérablement amélioré. *Trois-fontaines*[1] cite un cas de convulsions épileptiformes survenues cinq heures après l'injection et disparues au bout de vingt-quatre heures. *Duhot*[2], en étudiant l'emploi des hautes doses, observe de la dysurie, des contractions musculaires cloniques, de l'insomnie. Tous ces troubles entrent en résolution en quelques jours. *Schreiber*[3], dans un cas de syphilis du cerveau, a vu, à la suite de l'injection, se produire des palpitations dans le bras paralysé, bien que la dose fût de 0 gr. 02. Chez un malade de *Netter*[4] une demi-heure après l'injection survinrent une céphalalgie violente et des vomissements qui disparurent rapidement. *Eitner*[5] observe une rétention d'urine complète et la disparition des réflexes patellaires, crémastériens, tricipitaux.

Bonhoffer[6], chez un syphilitique dont l'infection datait de dix mois et qui avait présenté une paralysie vésicale, a provoqué de fortes douleurs, suivies d'une paralysie vésicale complète et d'une augmentation de la parésie des jambes. *Bohac* et *Sobotha* sur

---

1. TROISFONTAINES, *Société médicale chirurgicale de Liège*, 6 octobre 1910.

2. DUHOT, *La Quinzaine thérapeutique*, 10 octobre 191

3. SCHREIBER, Rapport au Congrès de Königsberg, *Traitement de la syphilis par le 606*. (*Deut. med. Woch.*, XXXVI, 1910, p. 1898.)

4. NETTER, *Société médicale des Hôpitaux*, 4 novembre 1910.

5. EITNER, de Vienne, *Munch. med. Woch.*, 8 novembre 1910, n° 45, p. 2345.

6. BONHOFFER, *loc. cit.*

quatorze malades ont observé dans trois cas les symptômes suivants : rétention d'urine de longue durée, disparition des réflexes, ténesme du rectum. Pour eux ce tableau symptomatique assez grave a des points de ressemblance avec celui que présente l'intoxication par l'atoxyl, et le dioxydiamidoarsénobenzol agirait à l'occasion, d'une façon nocive, sur le système nerveux central, et particulièrement sur la moelle épinière. D'autres auteurs (*Schreiber, Eitner*) admettent que les accidents sont dus à des fautes de technique et accusent l'emploi de la substance en solution d'alcool méthylique. *Alt, Ehrlich* le déconseillent formellement. *Ehrlich*[1] croit qu'il se passe dans les centres nerveux un phénomène analogue à celui de la réaction de *Herxheimer*, mais aggravé par son siège, dans des centres essentiels à la vie. Cette réaction locale n'est pas spéciale à la syphilis ni au 606. Dans les cas de tuberculose protubérantielle, on a vu la mort survenir après l'emploi de la tuberculine.

Il ne faut toutefois exagérer ni l'importance ni la fréquence de ces accidents : ils sont en effet exceptionnels. *Sieskind*[2], ayant observé plusieurs centaines de cas, a examiné le système nerveux et spécialement les réflexes, sans jamais rien constater d'anormal. *Martin* et *Darré*[3], à propos d'un malade atteint d'hé-

---

1. EHRLICH, *Deut. med. Woch.*, XXXVI, 1910, p. 1893.
2. SIESKIND, *Munchener med. Woch.*, 1910, p. 2027, n° 39.
3. MARTIN et DARRÉ, *Société médicale des Hôpitaux*, 4 novembre 1910, *loc. cit.*

miplégie syphilitique ancienne et d'aphasie, font remarquer que l'injection a été parfaitement supportée et insistent sur le fait que les lésions nerveuses ne paraissent pas constituer des contre-indications absolues. Nous-même, nous avons à l'heure actuelle injecté un grand nombre de malades atteints d'affections diverses du système nerveux central. En aucun cas le malade n'en a éprouvé le moindre inconvénient, grâce sans doute à la prudence dont nous ne nous sommes jamais départi et au choix que nous avons fait pour traiter ces malades par la méthode des petites doses fractionnées et répétées suivant leur tolérance particulière. Il est cependant indispensable que tout médecin soit prévenu de la possibilité de leur apparition et du terrain sur lequel ils se produisent.

De leur étude se dégage une notion importante pour la façon dont le traitement doit être conduit, lorsqu'il s'agit de lésions du système nerveux. Il convient d'être excessivement prudent dans le choix des solutions et dans l'administration des doses. Nous avons vu qu'*Ehrlich*, et d'autres avec lui, *Alt* notamment, rejettent la solution d'alcool méthylique, l'accusant de provoquer des phénomènes d'intoxication. *Schreiber*[1] conseille pour les affections du système nerveux central l'injection intra-veineuse de préférence à l'intra-musculaire. Il n'injecte tout

____

1. SCHREIBER, Rapport au Congrès de Königsberg. (*Deutsche med. Woch.*, XXXVI, 1910, p. 1898.)

d'abord qu'une dose faible, afin de ne pas provoquer
de trop grands phénomènes réactionnels et fait
ensuite à quelques jours de là une nouvelle injection.
Dans un cas, malgré la faible quantité injectée
(0 gr. 02), il vit survenir trois jours après une amélioration surprenante. Sicard a attiré l'attention sur
l'efficacité spéciale des injections intra-veineuses,
et pour notre part nous n'en admettons pas d'autre.
Nous croyons qu'il est indispensable d'employer la
méthode qui consiste à tâter la susceptibilité du
su;et : elle est d'ailleurs recommandée par de nombreux auteurs, comme étant la plus rationnelle et
celle qui convient le mieux aux lésions neuropathi-
ques. *Zeissl*[1] préconise les doses fractionnées administrées successivement et condamne la forte dose
donnée en une seule fois. *Duhot*[2] fait remarquer
que les céphalées, les douleurs fulgurantes très accentuées ont été parfois exacerbées après l'injection :
il faut donc, écrit-il, procéder par petites doses successives. Pour Ehrlich, cette question des doses a une
importance extraordinaire : il invite à considérer
qu'il s'agit de malades hypersensibles dont on doit
craindre les réactions. Dans les lésions du système
nerveux central, les spirochètes existent manifes-
tement en très petit nombre. Il doit suffire de petites
quantités de 606 pour les détruire. « Je crois que,
d'après Alt, on doit employer une petite dose dans

1. ZEISSL, *loc. cit.*
2. DUHOT, *loc. cit.*

les affections nerveuses, ne pas dépasser 0 gr. 40 ».
Cette méthode des petites doses fractionnées et répétées est celle que nous avons adoptée pour le
traitement des affections du système nerveux dès le
début de notre pratique. La répétition des injections
ne nous a toutefois été possible qu'à partir du jour
où nous avons eu recours aux injections intra-veineuses, car les réactions douloureuses provoquée, par
les injections intra-musculaires rendaient invariable-
ment les malades réfractaires à des injections successives répétées. »

Le dioxydiamidoarsénobenzol n'exclut pas les
médications adjuvantes et les ressources accessoires
de la thérapeutique neurologique. *Alt*, qui s'est particulièrement occupé de la question, fait observer que
dans les lésions cérébro-médullaires consécutives à une
infection syphilitique de vieille date, il existe très
fréquemment des troubles cardiaques et circulatoires
exigeant un examen minutieux et un traitement
préalable. Dans un article récent, le Dr *Cauvy* prétend que les eaux de Lamalou, grâce à leur composition chimique, riche en acide carbonique, constituent un précieux auxiliaire de la méthode, par
l'heureuse modification qu'elles apportent à l'état
général, par leur action sédative et stimulante sur le
système nerveux et leurs effets décongestifs sur les
divers organes : il ne faut pas en effet perdre de vue
que certains malades spécifiques présentent un terrain neuro-arthritique sur lequel l'hérédité, le sur-

menage, les traumatismes, les intoxications et les infections diverses sont venus parfois se greffer, contribuant ainsi à l'affaiblissement de résistance au processus syphilitique des cellules nerveuses. En combattant le terrain, on évitera probablement au remède d'Ehrlich des échecs immérités.

Mais une question, plus complexe encore, mérite d'être posée. Le sel arsenical rendra-t-il plus de services employé isolément, ou au contraire dans une association raisonnée avec le mercure?

L'avenir seul nous renseignera sur ce point.

CONCLUSIONS. — D'après cette étude, on voit qu'il est difficile actuellement de se former une opinion définitive. Il est certain qu'en ce qui concerne les lésions du système nerveux, l'opinion générale est beaucoup moins enthousiaste que pour les autres affections. Ehrlich recommande l'extrême prudence. Cependant les faits d'amélioration publiés, déjà nombreux, et ceux que j'ai constatés chez plusieurs de nos malades montrent que ce remède est appelé à jouer un rôle considérable dans la thérapeutique de la syphilis nerveuse. D'une façon générale, on peut donner comme qualités propres à l'arsénobenzol et imposant véritablement son emploi dans certains cas déterminés :

L'extrême rapidité de son action. — Là où il est nécessaire d'agir brutalement, d'arrêter imméd.ate.

ment le processus, le 606 paraît rendre des services inappréciables. C'est à ce titre que Neisser considère que son action sera particulièrement efficace dans la syphilis cérébrale où il s'agit souvent de « conserver des organes essentiels, et parfois la vie ».

L'intensité de ses effets. — Les accidents semblent non seulement arrêtés, mais aussi résorbés d'une façon plus complète que par le mercure. Là où celui-ci met des semaines, l'arsénobenzol semble avoir besoin de quelques jours à peine. Pour certains auteurs même, il agit non seulement plus vite et plus sûrement, mais ses effets sont en outre plus prolongés. Au point de vue social, un traitement qui exige moins d'heures à lui consacrer n'est pas à dédaigner

L'absence de certains phénomènes d'ordre toxique. — Chez les malades qui ne supportent pas le mercure ou qui présentent des accidents d'intoxication mercurielle, le 606 constituera un remède précieux.

Enfin, certains sujets dont les lésions sont rebelles au mercure pourront être améliorés par l'arsénobenzol.

Tels sont actuellement les avantages de la méthode d'Ehrlich dans le traitement de la syphilis du système nerveux : il est permis d'espérer, et cette espérance est tout près de se transformer pour nous en une quasi-certitude, que les résultats acquis, déjà si appréciables seront considérablement accrus

lorsque les indications et la posologie seront solide-
ment établies.

Il ne faut pas perdre de vue en effet que la plupart
des échecs ou des accidents imputables à la méthode
signalés dans ce chapitre ont été observés à la suite
d'injections pratiquées suivant une méthode actuellement réprouvée et que la plupart des auteurs ont
voulu juger des résultats d'après une injection unique
alors que les injections répétées semblent nécessaires
à l'heure actuelle pour que la médication donne son
plein effet.

SYPHILIS OCULAIRE

L'étude des effets du dioxydiamidoarsénobenzol
sur les complications oculaires de l'infection syphilitique est à l'heure actuelle peu avancée. Déjà cependant la bibliographie contient des résultats favorables.

Snitowsky[1] a vu régresser rapidement un chancre
de la conjonctive palpébrale supérieure, dont le
volume atteignait les dimensions d'une prune. La
guérison du chancre conjonctival a été signalée par
d'autres auteurs, notamment par *Grosz*. L'iritis
semble subir particulièrement l'influence de l'injec-

---

1. SNITOWSKY, Un cas rare de syphilis primaire de la conjonctive de la paupière supérieure, traité par le 606. (*Rousski-Vratch*,
21 août 1910.)

tion, si l'on s'en rapporte aux observations déjà nombreuses de *Wibo*[1], *Karl Tæge*[2], *Grosz*[3], *Wechselmann* et *Seeligsohn*[4]. *Troisfontaines*[5] cite un cas d'iritis syphilitique rebelle au mercure. Une injection de 0 gr. 30 de 606 fit au bout de quarante-huit heures disparaître les synéchies et rendit possible l'examen ophtalmoscopique. Dix jours après, la vision était redevenue totale. *Rolland* et *Knauer*[6] obtiennent en huit à dix jours la guérison de deux cas d'iritis spécifique. *Hans Ritter*[7] publie une observation d'iritis syphilitique double, datant de huit jours. L'iris est trouble : les deux conjonctives sont rouges, écarlates. Il existe une forte photophobie et du larmoiement. L'acuité visuelle est fortement diminuée. Quatre jours après une injection de 0 gr. 45, la guérison était complète. Chez ce sujet, la réaction de

1. Wibo, L'emploi du Hata 606 dans quelques affections oculaires d'origine spécifique. (*Communication à la Société Belge d'Ophtalmologie*, 22-25 septembre 1910, in *Annales de la Policlinique centrale de Bruxelles*, n° 8, août 1910.)

2. Karl Tæge, Expériences et observations faites dans le traitement de la syphilis avec le 606 d'Ehrlich-Hata. (*Munchener med. Woch.*, 1910, n° 42, p. 2180.)

3. Grosz, Arsenobenzol gegen syphilitische Augenleiden. (*Deut. med. Woch.*, 15 septembre 1910.)

4. Wechselmann et Seeligsohn, *Deutsche med. Woch.*, n° 47, 24 novembre 1910, p. 2189

5. Troisfontaines, *Société médico-chirurgicale de Liège*, 6 octobre 1910.

6. Rolland et Knauer, de Graz, Rapport sur le traitement de 50 cas de syphilis par le 606 d'Ehrlich. (*Wiener klin. Woch.*, 1910, p. 1521, n° 43.)

7. Hans Ritter, Nos expériences avec le 606 d'Ehrlich (*Munchener med. Woch.*, 1910, p. 2232, n° 43.)

Wassermann avant l'injection avait été négative. *Ehrlich*[1], lui-même, au Congrès de Königsberg, rapporte ainsi un cas d'exsudats de l'iris : le malade ne pouvait distinguer les doigts de la main qu'à un mètre de distance. Trois heures après une injection intra-veineuse de 0 gr. 40, il pouvait se voir dans une glace à 5 mètres de distance, et vingt-quatre heures après, il lisait les petits textes. Toutefois, *Jacqué*[2] fait remarquer que l'iritis désinfiltre rapidement ses lésions, mais que les synéchies restent.

Comme les iritis, les iridocyclites, les cyclites pures et les iridochoroïdites paraissent réagir au traitement par l'arsénobenzol. Wibo[3] a pu en observer plusieurs cas où l'action avait été « absolument remarquable et décisive ». J'ai rapporté une guérison au XIe Congrès français de médecine. *Wechselmann* et *Seeligshon*[4] ont constaté une amélioration nette de la vision dans les cas de troubles du vitré et de choroïdite.

Les mêmes auteurs ont obtenu de très bons résultats dans l'épisclérite. *Grosz*[5] en a traité un cas avec succès.

1. EHRLICH, Le traitement de la syphilis par le 606. (*Deut. med. Woch.*, XXXVI, 1910, p. 1893.)
2. JACQUÉ, Résultats cliniques et sérologiques de l'arséno-benzol d'Ehrlich. (*Société clinique des Hôpitaux de Bruxelles,* 8 octobre 1910.)
3. WIBO, *loc. cit.*
4. SEELIGSHON, *loc. cit.*
5. GROSZ, *loc. cit.*

Certaines lésions tertiaires paraissent également rétrocéder : *Chiray* et *Poulard*[1] ont publié l'histoire d'un malade atteint de gommes périostées multiples, siégeant notamment au-dessus des arcades sourcilières, apparaissant et disparaissant alternativement, et déterminant chaque fois qu'elles se développaient une blépharoptose plus ou moins accentuée. Ces lésions résistèrent pendant onze mois à des doses intenses de mercure, puis à l'hectine et à l'iodure. Brusquement, vingt-quatre heures après une injection de dioxydiamidoarsénobenzol, le malade cessa de souffrir, et rapidement s'opéra la fonte de toute une série de tumeurs osseuses douloureuses.

Il était tout indiqué d'essayer l'action du médicament dans les paralysies oculomotrices : on sait que celles-ci sont ordinairement influencées d'une façon favorable par le mercure. Certains cas cependant paraissent rebelles. Là encore l'action du 606 n'a pas été déniée. *Meidner*[2] constate une notable amélioration survenue dans un cas invétéré et conclut à l'action certaine du remède sur les troubles musculaires de l'œil. Cette affirmation émanant d'un auteur qui, dans de nombreuses autres lésions, a dénié au 606 toute influence thérapeutique est à noter. *Wibo*[3] publie deux observations : l'une, d'une femme de

1. CHIRAY et POULARD, Un cas de syphilis tertiaire osseuse guérie par le 606 après échec de tous les autres agents thérapeutiques. (*Société médicale des Hôpitaux*, 18 novembre 1910.).
2. MEIDNER, *Therapie der Gegenwart*, II, 1910, p. 407.
3. WIBO, *loc. cit.*

38 ans qui avait déjà, à la seconde période d'une syphilis grave, présenté une iridocyclite droite dont elle avait guéri. Un an après apparut une paralysie du droit inférieur de l'œil gauche. Malgré un traitement mercuriel énergique, le mal accusa une marche progressive. Dix jours après l'apparition de la diplopie, survint un ictus apoplectiforme avec hémiplégie droite qui persista complète cinq jours, puis régressa. C'est alors que furent injectés 0 gr. 60 de Hata. Cinq jours après, la paralysie oculaire était totalement disparue, et la parésie des membres entrait en régression. Quinze jours plus tard, la malade pouvait être considérée comme guérie au point de vue clinique. L'autre observation est celle d'une femme de 60 ans, dont l'accident initial remontait à quatre ans. Elle était atteinte d'une paralysie de la troisième paire de l'œil droit. La médication usuelle (iodure, injections intra-musculaires d'huile grise, électricité) ne modifiait guère le ptosis et n'amenait qu'une très légère amélioration des mouvements du globe. 0 gr. 50 de Hata furent injectés. Dix jours plus tard, l'amplitude des mouvements du globe était presque normale.

La longue observation de *Pierre Marie, A. Léri et Barré*[1] est fort instructive : un homme de 51 ans, atteint de rhumatisme déformant, fut brusquement

---

1. P. MARIE, A. LÉRI, BARRÉ, Amélioration brusque et considérable dans un cas de paralysie de la troisième paire, traitée par le 606. (*Société médicale des Hôpitaux*, 28 octobre 1910.)

à son réveil atteint d'une paralysie totale de la troisième paire droite. En même temps coexistaient du larmoiement de l'œil droit et une douleur très légère aux points d'émergence des nerfs sous-orbitaire et naso-lobaire. Depuis six semaines déjà, le malade se plaignait de son larmoiement et constatait que sa vue était un peu trouble. Dans les antécédents on ne notait rien d'anormal; mais une leucoplasie se montrait très nette aux deux commissures labiales. Le traitement institué fut d'abord 0 gr. 08 de protoiodure de mercure par jour : au bout de quatre semaines seulement, la paralysie parut s'amender, d'ailleurs très légèrement; la pupille droite, toujours supérieure à la gauche, n'avait qu'une faible réaction à la lumière. En octobre 1910, soit deux mois après, on se décide à faire une injection intraveineuse de 0 gr. 50 de 606. Le surlendemain, la diplopie disparaissait, sauf pour les grandes distances et les objets situés très à gauche. L'examen montrait que la paupière ne tombait plus et que le globe pouvait se mouvoir dans tous les sens. Seule, la recherche au verre rouge décelait encore une diplopie croisée dans la partie périphérique gauche du champ visuel. Les jours suivants, l'amélioration se précisait : les réactions pupillaires redevenaient à peu près normales et la pupille droite était ramenée presque aux dimensions de la pupille gauche.

Ehrlich, dans une lettre récente qu'il m'a adressée, rapporte un nouveau cas : malgré un traitement par des piqûres à l'énésol se développaient, chez un injecté de février 1910, d'un côté, une surdité qui était devenue complète, de l'autre, un affaiblissement de l'ouïe et une paralysie oculo-motrice. Le 606 arrêta ces accidents.

Les troubles de la musculature intrinsèque paraissent également céder au dioxydiamidoarsénobenzol. Un des faits les plus étonnants, qui, s'il est confirmé d'une façon générale, sera d'une interprétation difficile, est la disparition du signe d'Argyll. A la Société médicale des Hôpitaux, Sicard[1] faisait remarquer récemment que, jusqu'à présent, tous les neurologistes croyaient que le signe d'Argyll nettement constitué ne pouvait rétrocéder. *Cestan* et *Dupuy-Dutemps* ayant, il y a quelques années, entrepris des recherches sur ce sujet, n'avaient jamais pu noter de modifications du symptôme, sous l'influence du traitement par le mercure ou sous l'influence d'un traitement quelconque. Avec *Galezowski*, *Sicard* a suivi l'évolution d'une infection syphilitique datant de neuf ans, chez un homme de 32 ans. En octobre 1910, ce malade, atteint de tabes récent dont les premières manifestations remontaient à cinq mois, présentait outre les signes classiques (abolition des réflexes rotuliens et achilléens, douleurs fulgurantes intermittentes, troubles vésicaux, Romberg) un signe d'Argyll unilatéral. La réaction de Wassermann

1. SICARD, *Société médicale des Hôpitaux*, 28 octobre 1910.

était positive et le liquide céphalo-rachidien renfermait des lymphocytes en abondance. Huit jours après une injection sous-cutanée périscapulaire de 0 gr. 50 de 606, la pupille présentait une réaction à la lumière. L'autre pupille, très paresseuse, avait récupéré sa réaction lumineuse normale. Il est important de remarquer que le même tabétique avait été préalablement soumis à un traitement mercuriel intensif par injections intra-veineuses de cyanure de mercure, sans succès.

Dans un cas de syphilis cérébrale, signalé par *G. Hugel*[1] et *A. Ruete*, après une injection de 0 gr. 50, la pupille qui était très paresseuse, reprit sa forme, ses dimensions et ses réactions normales. *Wechselmann*[2] a vu également reparaître les réflexes pupillaires chez un tabétique au début. *Oppenheim*[3] dit avoir constaté cette réapparition à plusieurs reprises. *A. Marie*[4] a obtenu des résultats variables : on trouvera notées dans l'observation I la disparition du signe d'Argyll, dans l'observation VIII la diminution ; par contre, malgré l'injection, le symptôme est marqué comme ayant persisté dans les observations VII et X.

1. G. Hugel et A. Ruete, Résultats d'expériences faites avec le 606 d'Ehrlich-Hata. (*Munch. med. Woch.*, 1910, n° 39.)

2. Wechselmann, 503 cas traités par le 606. (*Deut. med. Woch.*, 11 août 1910, n° 32.)

3. Oppenheim, Société de médecine interne et de pédiâtrie de Berlin. (*Berliner klin. Woch.*, t. XLVII, n° 50, 12 décembre 1910, p. 2320.)

4. A. Marie, De l'emploi du dioxydiamidoarsénobenzol dans la parasyphilis et de la technique des injections. (*Société médicale des Hôpitaux*, 25 novembre 1910.)

Les autres manifestations pupillaires par lesquelles la syphilis marque son imprégnation ont disparu dans certains cas : les mydriases paralytiques, qui font partie du tableau clinique de la paralysie de la troisième paire, ont rétrocédé en même temps que les autres symptômes. Les mydriases isolées, l'anisocorie sont déclarées guéries par plusieurs auteurs. Dans le cas déjà cité de Milian[1], l'inégalité pupillaire par dilatation de la pupille gauche disparut quatre jours après l'injection : elle avait résisté au traitement mercuriel et à l'hectine. Dans l'observation VIII de *Marie*, l'anisocorie cesse d'exister trois semaines après. Par contre, dans l'observation IV on lit que la parésie pupillaire était évidente un mois après; dans l'observation VII, la paralysie des pupilles en forte mydriase persistait encore au bout de trois semaines. Actuellement, toute conclusion doit être réservée.

L'action du dioxydiamidoarsénobenzol sur les lésions syphilitiques du nerf optique et de la rétine est peut-être celle qui causait le plus d'inquiétudes aux cliniciens en raison des mauvais antécédents des produits arsenicaux : là encore, on a pu enregistrer des succès. Wibo[2] déclare avoir amélioré des névrites et des neurorétinites. *Sieskind*[3], *Herxheimer* et

---

1. MILIAN, *Société médicale des Hôpitaux*, séance du 14 octobre 1910.

2. WIBO, *Annales de la Policlinique centrale de Bruxelles*, nº 8, août 1910.

3. SIESKIND, *Munch. med. Woch.*, 1910, p. 2027, nº 39.

7.

Schonnefeld, *Neisser* ont constaté une rétrocession rapide des symptômes alarmants. *Wechselmann* et *Seeligsohn*[1] ont non seulement dans quelques cas de névrite optique commençante observé une amélioration, mais même la guérison complète des lésions. *Sicard* et *Bizard*[2] virent disparaître rapidement une petite hémorragie papillaire qui ne s'était révélée par aucun signe clinique.

Lorsque le processus est plus avancé, est-il permis d'espérer encore la guérison? *A priori* le fait paraît peu probable; cependant, certains auteurs ont obtenu des résultats satisfaisants. *Duhot*[3] a constaté, chez un homme de 56 ans, atteint d'un tabes complet, une atrophie blanche des nerfs optiques. L'infection initiale datait de trente-six ans. Le malade reçut 0 gr. 80 de 606. Six jours après, l'amélioration était manifeste; le malade pouvait lire facilement. Les jours suivants, la vue de loin s'améliora progressivement. *Wibo* cite trois cas : deux d'atrophie tabétique en évolution, un d'atrophie double postnévritique, très avancée de l'œil droit, consommée de l'œil gauche. Les trois malades ont présenté une amélioration légère, tant au point de vue de l'acuité que du champ visuel. Cependant Wibo fait des réserves : « Seul

---

1. WECHSELMANN et SEELIGSOHN, *Deutsch. med. Woch.*, n° 47, 24 novembre 1910, p. 2189

2. SICARD et BIZARD, XIe Congrès français de médecine.

3. DUHOT, *Annales de la Policlinique centrale de Bruxelles*, n° 8, août 1910. Statistique de 400 malades traités par le 606 d'Ehrlich.

l'avenir peut apprendre s'il s'est produit un simple
temps d'arrêt ou si la marche progressive est définitivement enrayée. » Nous avons personnellement
obtenu deux succès dont nous ne saurions tirer des
conclusions définitives, car leur observation ne date
que de trois mois seulement chez deux malades
atteints d'atrophie tabétique en évolution. L'un de
ces malades n'a rien perdu de son acuité visuelle
depuis cette époque, — l'autre a présenté une légère
amélioration. A cette question en es d'ailleurs
intimement mêlée une autre qui élargit le débat :
la nocivité présumée du 606 sur le nerf optique.
Il semble bien prouvé à l'heure actuelle que cette
nocivité n'existe pas, les plus éminents ophtalmo-
logistes nous ayant rapporté les observations les plus
rassurantes à ce sujet.

A ces effets du dioxydiamidoarsénobenzol sur le
nerf optique, il faut joindre son action sur les neurorétinites spécifiques. *Favento*[1] en a traité deux cas :
dans l'un, l'état objectif ne fut pas modifié : mais la
vision s'améliora sensiblement; dans l'autre, il n'ob-
serva aucun changement. *Grosz*[2] a traité avec succès
deux choriorétinites. *Wibo*[3] a noté une amélioration
légère d'une choriorétinite atrophique occupant la

1. Favento, Sur 156 cas traités par le 606. (*Munch. med.
Woch.*, LVII, 1910, p. 2080.)
2. Grosz, Arsenobenzol gegen syphilitische Augenleiden.
(*Deut. med. Woch.*, 15 septembre 1910·
3. Wibo, *loc. cit.*

totalité du fond des deux yeux, et accompagnée d'atrophie des nerfs optiques. *Duhot*[1], par contre, raconte l'histoire d'une femme de 45 ans, infectée quinze ans auparavant. Dix ans après l'accident initial, elle fut atteinte d'une choriorétinite double : un traitement par les pilules ne donna aucun résultat. Sept ans après l'apparition de la choriorétinite, les symptômes oculaires s'aggravèrent subitement : successivement furent faites des piqûres mercurielles, puis des injections sous-conjonctivales. L'état continua de s'aggraver. En septembre 1910 on lui injecta 0 gr. 40 de 606, puis quarante-huit heures après, on lui fit une injection complémentaire (0 gr. 40). En fin septembre, la malade n'accusait aucune amélioration.

Récemment, *Anscherlik*[2] a publié une observation curieuse d'une gomme de la rétine qui fut guérie rapidement par l'arsénobenzol.

Tous ces résultats sont, en résumé, discordants : il n'est pas douteux que le remède d'Ehrlich agit sur les accidents oculaires de la syphilis acquise, mais dans quels cas et dans quelle proportion? C'est ce qu'à l'heure actuelle il est impossible de préciser.

Les lésons de la syphilis héréditaire sont-elles tributaires du 606? Malgré l'opinion favorable de quelques auteurs, il convient de faire des réserves.

---

1. DUHOT, *loc. cit.*
2. ANSCHERLIK, Beitrag zur den bisherigen Enfahrungen über 606. (*Munch. med. Woch.*, 26 septembre 1910, n° 38, p. 1910.)

Milian[1] estime que dans la kératite interstitielle, l'arsénobenzol est un remède plus rapide et plus sûr que le mercure et qu'il agit dans les cas où celui-ci échoue. Grosz[2] a traité avec succès six malades, atteints de kératite interstitielle. Lindenmeyer[3] chez quatre hérédosyphilitiques, atteints de kératite parenchymateuse et présentant une réaction de Wassermann positive, a vu disparaître complètement la photophobie, qui était intense, dans un laps de temps très court : une fois dès la dixième heure qui suivit l'injection intra-musculaire, les trois autres fois avant la vingt-quatrième heure. *Wibo*[4] a publié deux observations intéressantes : l'une concerne une jeune fille de 20 ans, atteinte d'une kératite parenchymateuse hérédosyphilitique double, compliquée de violente iridocyclite. Ces lésions constituaient une récidive : la première atteinte, survenue dix-huit mois auparavant, ayant été plus légère et ayant guéri en un an de traitement. Elles duraient depuis sept mois, pendant lesquels la malade avait suivi un traitement rigoureux par les médications habituelles : or à l'examen, on constatait une congestion périkératique

1. Milian, *Société française de Dermatologie et Syphiligraphie*, 17 novembre 1910.

2. Grosz, Arsenobenzol gegen syphilitische Augenleiden. (*Deutsch. med. Woch.*, 15 septembre 1910.)

3. Lindenmayer, *Société de Médecine de Francfort-sur-le Mein*, 12 septembre 1910.

4. Wibo, *Annales de la Policlinique centrale de Bruxelles*, n° 8, août 1910.

intense. Les deux cornées, principalement la droite, étaient totalement infiltrées d'une série de points grisâtres siégeant dans les couches profondes, au voisinage de la membrane de Descemet; par places la cornée affectait une teinte blanche porcelanée. Les pupilles étaient invis'bles à droite, très difficiles à examiner à gauche, en raison d'un myosis accentué, rés'stant aux fortes doses d'atropine. La photophobie était très accusée; la malade comptait les doigts à 0 m. 25 à droite, à 1 m. 25 à gauche. Le premier traitement institué fut composé d'huile iodée à hautes doses, de frictions mercurielles, d'atropine et de dionine. Au bout de deux mois et demi, l'amélioration était assez sensible; les infiltrations inflammatoires tenda'ent lentement à la résorption, mais l'œil restait injecté et l'atropine était impuissante à amener une dilatation pupillaire. Le 20 août 1910, fut faite une injection de 0 gr. 50 de 606. Vingt-quatre heures après, l'instillation d'une goutte d'atropine à 1 p. 200 réussissait enfin à provoquer de chaque œil une mydriase considérable, et montrait la présence de synéchies postérieures Quelques jours après, toute rougeur de la conjonctive bulbaire était disparue, et une néoformation vasculaire interstitielle se manifestait discrète. La cornée s'éclaircissait rapidement et l'acuité visuelle remontait à 1/2 de l'œil droit, 1/3 de l'œil gauche.

Le second cas de Wibo est celui d'une femme de 25 ans, fille de paralytique général, qui, au début de

1910, souffrait d'une récidive grave de kératite interstitielle de l'œil gauche. La première atteinte, soignée en 1907, avait été bénigne. Mais, à la seconde poussée, l'infiltration rétrocédait très lentement : après quatre mois, aucune néoformation vasculaire interstitielle témoignant d'un travail de réparation, n'était apparue. Le cercle périkératique persistait. La pupille se dilatait très peu et irrégulièrement par l'atropine. L'acuité visuelle de l'œil gauche était très faible : les doigts étaient à peine comptés à 2 mètres. En août 1910, furent injectés 0 gr. 30 dans chaque fesse. Deux jours plus tard, l'amélioration était évidente, la congestion périkératique disparaissait : au bout de huit jours, une néoformation vasculaire se manifestait, abondante au point que, par places, la cornée en était couverte. Rapidement les infiltrats inflammatoires s'atténuaient, les vaisseaux disparaissaient à leur tour, et l'acuité visuelle remontait à un demi.

Ces observations comportent deux remarques : le 606 a agi beaucoup plus rapidement que le mercure et d'une façon plus complète. La photophobie, si pénible et si longue à faire disparaître par les traitements usuels, semble rapidement rétrocéder : ce dernier résultat n'est pas à dédaigner. Mais s'agit-il de cas tout à fait particuliers? Obtiendrons-nous des effets aussi décisifs chez des autres malades? C'est ce que nous ne pouvons encore prétendre savoir. Plusieurs auteurs se montrent peu satisfaits de l'application du remède chez les héréditaires. *Wechselmann*

et *Seeligsohn*[1] écrivent que dans la kératite interstitielle, sauf quelques cas où la cornée s'est éclaircie, les
résultats sont peu favorables. *Michaëlis*[2] dans un cas
a pu enrayer la marche des symptômes sans pouvoir
réussir à amener la résorption du trouble. *Sieskind*[3]
est d'avis que des lésions oculaires, c'est la kératite
parenchymateuse de la syphilis héréditaire qui paraît
le plus difficile à guérir. *Lindenmeyer*[4] conclut : les
lésions cornéennes ne paraissent pas jusqu'ici avoir
été influencées par l'arsénobenzol : *à priori*, il est peu
probable que le 606 ait sur les lésions cornéennes
la même action que sur les autres tissus syphilitiques, étant donné les conditions de circulation
et de nutrition tout à fait spéciales à la cornée.

Une question de la plus haute importance se pose
ici : dans les cas favorables, doit-on considérer la
guérison comme définitive? S'agit-il réellement de la
therapia magna sterilisans, telle que l'a rêvée Ehrlich?
Jusqu'à présent la réponse des faits est malheureusement négative : la méthode est à peine née, que déjà
nous avons à enregistrer des récidives. *Sieskind*[5] a vu
réapparaître deux iritis. *Karl Tæge*[6] en cite un autre

1. WECHSELMANN et SEELIGSOHN, *loc. cit.*
2. MICHAELIS, 110 cas de syphilis traités par le remède d'Ehrlich. (*Berliner klin. Woch.*, 1910, p. 1695, n° 37.)
3. SIESKIND, Rapports récapitulatifs sur 375 cas traités par
le médicament d'Ehrlich-Hata. (*Munchener med. Woch.*, 1910,
p. 2027, n° 39.)
4. LINDENMEYER, *loc. cit.*
5. SIESKIND, *Munchener med. Woch.*, 1910, p. 2027, n° 39.
6. KARL TÆGE, *Munch. med. Woch.*, 1910, p. 2180, n° 42.

cas; Axenfeldt émet l'hypothèse que la récidive est due à une inflammation résultant de la mise en liberté des endotoxines : le phénomène serait analogue à la réaction de Herxheimer. Il faut cependant reconnaître que les mêmes auteurs ajoutent avoir vu guérir en quelques jours ces récidives tantôt spontanément, ce qui constitue un argument en faveur de la théorie d'Axenfeldt, tantôt sous l'influence d'une nouvelle injection d'arsénobenzol.

Ici encore les récidives observées l'ont été à la suite d'injections intra-musculaires isolées. Il faut attendre les résultats des injections intra-veineuses renouvelées suivant les règles actuellement édictées pour porter un jugement définitif sur l'efficacité d'une méthode susceptible de tant de perfectionnements.

Le reproche le plus grave qui ait été fait à l'arsénobenzol et qui mérite toute considération est son action néfaste sur le nerf optique. A vrai dire, il semble que la question ait été surtout envisagée par son côté théorique. Examinons les faits. Depuis longtemps, les sels arsenicaux passaient pour provoquer des névrites optiques d'ordre toxique. Sulzer[1], qui a fait à ce sujet des recherches spéciales, les classe d'après leur action sur le nerf optique en deux groupes nettement différenciés. Un premier groupe produit avec une fréquence relativement grande une cécité

---

1. SULZER, De l'action élective sur le nerf optique des différents sels arsenicaux. (*Société française de Dermatologie et de Syphiligraphie*, 17 novembre 1910.)

complète et incurable par atrophie : le type en est l'atoxyl auquel il faut rapporter cinquante cas nets de cécité. C'est par un rétrécissement du champ visuel que se manifeste la lésion, la vision centrale étant d'abord normale ou peu abaissée. Les pupilles, dilatées, réagissent paresseusement à la lumière. Puis l'amaurose s'établit par rétrécissement progressif du champ visuel; les pupilles, pâles dès le début, deviennent blanches, les vaisseaux centraux de la rétine diminuent de calibre. L'affection est toujours double et constitue souvent le seul symptôme de l'intoxication. De l'atoxyl se rapprochent l'arsacétine (para-cétyl-amidophénylarsenic) et l'hectine (diméthylar-sénobenzol). Ces combinaisons contiennent le noyau benzol et ressemblent à la paraphénylènediamine qui ne renferme pas d'arsenic et a provoqué des accidents analogues, dans l'emploi comme teinture des cheveux. Toutefois il convient de remarquer que la paraphénylènediamine est une diamidobenzine dérivée d'aniline. Or, d'après Fehre, la vraie cause de la nocivité de l'atoxyl doit être attribuée aux composés d'aniline qui s'y trouvent. Clarke[1], qui a publié deux cas d'atrophie du nerf optique consécutive à une injection de préparations arsylarséniées chez des syphilitiques, estime que l'association arsenic+aniline+syphilis semble plus particulièrement funeste à la vision.

1. CLARKE, Atrophie du nerf optique consécutive aux injections de préparations arsylarséniées. (*Société d'Ophtalmologie de Londres*, 9 mai 1910.)

Le second groupe de sels est celui des sels arsenicaux minéraux, parmi lesquels se trouvent les cacodylates. Leur toxicité sur le nerf optique est exceptionnelle : en 1900, lors des empoisonnements causés en Angleterre par l'absorption prolongée de bière arsenicale, sur 1.000 malades, aucune altération du nerf optique ne put être constatée. Aucun cas probant n'a été publié de névrite optique due aux cacodylates; on a relevé seulement six névrites optiques consécutives à l'ingestion d'arséniate de soude et de potasse; elles se sont manifestées par un scotome central sans altération des limites extérieures du champ visuel, à l'ophtalmoscope par un léger flou des contours de la papille, sans décoloration. Leur évolution a d'ailleurs été favorable.

Deux combinaisons arsenicales récemment employées en thérapeutique contiennent le noyau benzol : l'arsénophénylglycine et le dioxydiamidoarsénobenzol. Elles se rapprochent donc du premier groupe, et *à priori*, les craintes qui ont été formulées sur leur nocivité semblent justifiées; mais, ainsi que l'ont fait remarquer *Antonelli, Courtois-Suffit* et *Lévy-Bing*[1], dans la composition du 606 le groupe arsenical prédomine beaucoup sur le groupe phénolique (benzol), en raison de ce fait, ces auteurs estiment que le médicament n'offre aucun danger.

1. ANTONELLI, COURTOIS-SUFFIT, LÉVY-BING, *Société d'Ophtalmologie*, 6 décembre 1910.

Quels sont, chez l'homme, les cas malheureux dont les auteurs font au 606 un grave reproche? C'est *Finger*[1] qui a émis l'avis le plus défavorable. Sur 170 malades injectés, quatre ont présenté des lésions oculaires. La première observation concerne une femme de 19 ans, infectée en juin 1910 : deux mois après l'injection qui avait eu lieu en août, elle revint souffrant de céphalée violente, vertiges et troubles de la vue. Elle présentait en effet une parésie de la troisième paire à droite; le releveur de la paupière supérieure et le droit interne étaient complètement paralysés. Une névrite optique gauche commençait son évolution. *Finger*, croyant à une récidive, fait le 12 octobre une nouvelle injection de 0 gr. 45 en solution acide : mais les résultats étant nuls, un traitement iodo-mercuriel fut institué. Aucune amélioration ne se manifesta et une névrite optique apparut à droite. La seconde observation est celle d'une femme de 19 ans qui reçut une injection intra-fessière de 0 gr. 40; trois mois après, c'est-à-dire cinq mois et demi après l'infection, se développa une paralysie de la sixième paire. Le troisième malade fut un homme de 22 ans, traité pour une syphilis maligne depuis deux ans par le traitement mercuriel et iodé; en avril 1909 il reçut trente injections d'arsacétine, en novembre 1909 dix-huit d'énésol. En juin 1910, on lui

1. FINGER, *Wien. klin. Woch.*, t. XXII, 27 novembre 1910, n° 47, p. 1667.

injecte 0 gr. 40 de 606 : trois mois après apparaissent des troubles visuels : réaction pupillaire paresseuse, anisocorie, rétrécissement bilatéral du champ visuel, pâleur de la moitié temporale des deux papilles. Quatrième observation : un homme de 28 ans reçoit le 8 août une injection de 0 gr. 45 de 606 dans la région scapulaire, pour une syphilis datant de cinq mois. Le 10 novembre, on constate une choroïdite périphérique de l'œil droit et un trouble central du vitré. *Finger* rapproche ces quatre cas de ceux de *Wechselmann* qui a noté lui aussi des accidents après injection de 606 : parésie des quatrième et sixième paires, choroïdite; de *Fischer* qui a vu survenir, deux à trois mois après l'injection, quatre fois de l'iritis papuleuse grave, une fois, une neurochoriorétinite. Il les compare aux lésions du nerf labyrinthique, constatées dans les mêmes conditions.

D'après *Spiethoff*[1], on observerait immédiatement après l'injection des phénomènes oculaires transitoires : au bout de cinquante heures, un tabétique aurait perdu la vue subitement, pendant plusieurs minutes. La méthode employée fut celle de Michaëlis. D'autres malades ont présenté un scotome scintillant, le jour même ou le lendemain. Au bout de huit semaines, un syphilitique qui avait reçu 0 gr. 45 en solution non acide fut atteint de ptosis et d'amau-

---

1. SPIETHOFF, L'arsénobenzol dans la syphilis. (*Munchener med. Wochenschrift.*, LVII, 30 août 1910, p. 1822.)

rose de l'œil droit. Ces troubles ne persistèrent que dix minutes. Un examen ophtalmologique, pratiqué peu de temps après, ne révéla d'ailleurs rien d'anormal.

A ces cas et aux quelques autres qui ont été constatés, sans avoir été publiés, il convient d'opposer les opinions de nombreux auteurs.

Duhot[1] a publié une statistique de 400 malades traités par l'arsénobenzol : plusieurs le furent avec des doses supérieures aux doses habituelles. Il n'a observé aucune atteinte du nerf optique. Ses conclusions sont que « l'on peut affirmer erronées les critiques prétendant que l'arsénobenzol a une action nocive sur l'appareil oculaire. Bien au contraire, les atteintes que la syphilis lui fait subir, cèdent, comme toutes les autres, lorsqu'il n'y a pas de destruction organique. »

E. von Grosz[2] écrit : « Nous connaissons maintenant les résultats de quatre mille injections qui n'ont entraîné aucun trouble oculaire persistant. Mon opinion est que l'arsénobenzol n'est pas dangereux pour les yeux. » *Hermann Isaac*[3], faisant allusion aux deux cas de la Charité, s'étonne et déclare : « La seule

1. Duhot, *Annales de la Policlinique centrale de Bruxelles*, n° 8, août 1810.

2. E. von Grosz, Arsénobenzol (Ehrlich 606) et ophtalmies syphilitiques. (*Deutsche med. Wochenschrift*, XXXVI, 1910, p. 1693.)

3. Hermann Isaac, *Berliner klin. Rundschau*, 1910, n° 33, p. 1528.

explication à donner de ces faits, s'ils sont exacts, est qu'on s'est trouvé en présence de cas qui ne comportaient pas l'application du remède d'Ehrlich. — Sur des milliers de patients, traités par mes collègues et par moi, il ne s'est pas produit un seul accident de ce genre. » *Ehrlich*, dans une lettre qu'il m'a adressée personnellement, déclare qu'il n'existe, à sa connaissance, aucun cas d'amaurose due au 606. *Sieskind*[1], chez plusieurs centaines de sujets injectés, n'a jamais constaté d'amaurose. *Herxheimer* et *Schonnefeld*[2] déclarent n'avoir jamais observé de lésions *à l'ophtalmoscope Wechselmann* et *Seeligsohn*[3], sur plus de mille quatre cents cas n'ont eu à enregistrer aucune lésion du fond d'œil : à leur connaissance, ajoute-t-il, aucun fait semblable n'a été rapporté malgré les vingt mille injections environ pratiquées. Enfin, au Congrès de Königsberg, il a été reconnu qu'aucun fait probant de cécité due à l'emploi du 606 n'avait été signalé, que même plusieurs malades dont le nerf optique était atteint avaient pu être traités, sans aggravation de lésions, parfois même avec une légère amélioration.

Que faut-il penser des dangers que fait courir aux

1. SIESKIND, *Munchener med. Wochenschrift*, 1910, p. 2027, n° 39.

2. HERXHEIMER et SCHONNEFELD, Nouvelles communications sur l'action de l'arsénobenzol d'Ehrlich dans la syphilis. (*Med. Klinische*, VI, 1910, p. 1400.)

3. WECHSELMANN et SEELIGSOHN, *Deutsche med. Woch.*, n° 47, 24 novembre 1910, p. 2189.

malades le remède d'Ehrlich, en présence de ces opinions contradictoires? Comme l'ont écrit quelques cliniciens, il est certain que la cécité « est comme une espèce de signature des arsenicaux employés à usage antisyphilitique ». Il est certain cependant que l'on a été injuste et que l'on s'est trop pressé de conclure en ce qui concerne l'arsénobenzol.

Récemment, *Balzer* et *Morax*[1] ont rapporté le cas d'un malade qui, après plusieurs séries d'injections d'hectine, a eu quelques troubles de la vue, caractérisés par un peu d'amblyopie. Ces troubles disparaissaient dès qu'on cessait le traitement par l'hecne, reparaissaient quand on le reprenait, pour cesser de nouveau quand on le suspendait. En faisant remarquer que ce fait a la valeur d'une expérience de laboratoire, les auteurs en déduisent que l'hectine n'a pas sur les centres visuels l'action brutale et fatale des autres produits arsenicaux, y compris le 606. Dans l'état actuel de nos connaissances sur les effets de l'arsénobenzol, cette conclusion ne peut être admise. Nous avons vu que Spiethoff a observé des troubles oculaires immédiatement consécutifs à l'injection : amaurose, scotome scintillant, parésie musculaire. Mais ils ont été essentiellement transitoires, ont à peine duré quelques minutes. L'arsénobenzol n'a donc pas dans tous les cas l'action brutale et

---

1. BALZER et MORAX (*Société française de Dermatologie et Syphiligraphie*, décembre 1910. Traitement de la syphilis par l'hectine : traitement abortif.)

fatale qu'on veut bien lui attribuer : ces accidents ont été aussi bénins que ceux causés par l'hectine.

Restent cependant les deux prétendus cas de cécité, faussement attribués par M. Hallopeau à Isaac et les observations de Finger. Des deux premiers, nous dirons simplement que, dans le texte allemand, Isaac ne dit pas qu'il a observé, mais qu'il a entendu dire, ce qui est loin d'être équivalent. Nous avons transcrit son opinion qui est favorable à l'arsénobenzol.

Quant aux observations de Finger, elles ont été discutées, même en Allemagne. Michaëlis[1] a en effet déclaré qu'il voyait plutôt dans ces cas des manifestations de récidive de la syphilis que des effets du remède d'Ehrlich. Les accidents de ce genre, dit-il, sont souvent de nature spécifique; d'autre part, il est maintenant avéré que les récidives de la syphilis ne sont pas rares après une seule injection de 606 et il semble bien que le traitement doit être repris de façon intermittente, tout comme le traitement par la médication mercurielle. Que l'on essaie de se faire une opinion personnelle par l'étude même des lésions qui ont motivé les critiques de Finger, et l'on verra que ces dernières ne sont pas à l'abri de tout reproche. Les auteurs qu'il cite, *Wechselmann* et *Fischer*, interprètent les accidents auxquels ils ont assisté comme

---

1. MICHAELIS, *Société de Médecine interne et de Pédiatrie de Berlin*, 28 novembre 1910.

des récidives de l'infection syphilitique; ils ne disent pas qu'ils sont dus à l'injection d'arsénobenzol. *Fischer* fait en outre remarquer que ces faits ne s'observent pas après les injections mercurielles : mais de ce que le 606 a été impuissant à prévenir une nouvelle attaque, on n'est pas autorisé à conclure qu'il est l'auteur même des troubles oculaires. D'ailleurs nous connaissons l'opinion de Wechselmann puisqu'il a écrit qu'à sa connaissance, sur plus de vingt mille cas, aucune lésion du fond d'œil n'a été notée[1].

Les quatre malades de Finger ont présenté des troubles variables : paralysies musculaires, névrites optiques, atrophie optique et choroïdite périphérique. *A priori*, on est un peu surpris de voir cette diversité d'affections reprochées au 606; on n'y reconnaît plus la fameuse signature des arsenicaux dont l'effet est si électif pour le nerf optique, et jusqu'à preuve expérimentale, il est plus conforme à nos connaissances actuelles de rattacher la choroïdite périphérique et les paralysies musculaires à un retour du processus syphilitique. *Finger* objecte que la paralysie de la VIe paire est une manifestation très rare au sixième mois de l'infection : elle a cependant été signalée. Et si nous croyons les statistiques déjà citées, notamment le dénombrement de Wechselmann, ce cas serait le seul sur plus de vingt mille! L'observation se com-

1. WECHSELMANN, *loc. cit.*

pose à la fois d'une paralysie de la troisième paire et d'une double névrite optique : voici donc un processus diffus qui rappelle, cliniquement, bien plus l'évolution d'une méningite de la base que l'action d'un produit toxique. A son sujet, Finger fait remarquer que l'apparition de symptômes cérébraux quatre mois après le début de l'infection rend peu probable l'hypothèse de récidive : c'est méconnaître bien facilement les publications de syphilis maligne, à évolution suraiguë, et les cas d'accidents cérébro-médullaires notamment les méningomyélites de la période secondaire. Seule, l'observation n° 3 est analogue aux faits d'atrophie optique dus à l'atoxyl et aux autres produits arsenicaux. C'est à elle, en résumé, que se réduit toute la série des complications oculaires attribuées à l'arsénobenzol! Et encore n'est-elle pas probante, car il s'agit d'un syphilitique tertiaire qui avait déjà reçu, outre le traitement mercuriel et iodé, trente injections d'arsacétine et dix-huit d'énésol, et qui commença son atrophie optique trois mois après l'administration du 606. *Finger* a appuyé son opinion sur la constatation d'une réaction de Wassermann négative à l'époque où évoluèrent les symptômes : or, comme l'ont dit récemment MM. *A. Marie* et *G. Guelpa*[1], la réaction de Wassermann négative ne prouve pas l'impossibilité d'un retour offensif, pas plus après le 606 qu'après le mercure.

1. A. MARIE et G. GUELPA, *Société thérapeutique*, 7 décembre 1910.

Au moment même où les observations de Finger parvenaient à notre connaissance, un de mes malades traité trois mois auparavant par une injection sous-cutanée d'arsénobenzol, d'après la méthode de Wechselmann, se présentait dans mon cabinet porteur d'une ophtalmoplégie externe de l'œil gauche. Je fis part de mes inquiétudes au professeur Ehrlich, lequel me répondit en m'affirmant que des cas identiques à ceux de Finger avaient été observés à de nombreuses reprises en Allemagne et que dans tous ces cas il ne s'était agi que d'une récidive de syphilis. Un traitement mercuriel ou mieux encore une nouvelle injection d'arsénobenzol avait, en déterminant la guérison ou l'atténuation de l'accident, apporté la preuve que l'injection de 606 était parfaitement innocente. Dans ces conditions, je n'hésitai pas à recourir à des injections mercurielles, puis à de nouvelles injections d'arsénobenzol, lesquelles, loin d'empirer l'état du sujet, ont déterminé la guérison presque complète.

Nous sommes donc fondé à aboutir à cette conclusion qu'il n'existe pas actuellement de cas certain, démonstratif des effets nocifs de l'arsénobenzol sur la vision; d'ores et déjà, à ce point de vue, ce médicament doit être classé comme supérieur à la plupart des produits arsenicaux.

Ehrlich a considéré, du moins dans le début de l'expérimentation, que son remède devait être l'objet d'une surveillance spéciale dans les cas de dégénérescence avancée du système nerveux : toute atrophie du nerf optique devait, selon lui, constituer une contre-indication absolue. Il est vrai de dire que l'auteur de la méthode était impressionné par les deux cas d'amaurose momentanée signalés par Spiethoff et dont la véritable cause, indépendante de l'action du 606, n'avait pas encore été établie. *Herxheimer* et *Schonnefeld*[1] et avec eux nombre de cliniciens ont adopté dès le premier abord la contre-indication formulée par Ehrlich. Que'ques auteurs cependant se sont élevés contre cette opinion : au Congrès de Königsberg, Wechse'mann a déclaré qu'ayant injecté des malades atteints de stase papillaire et d'atrophie syphilitique du nerf optique, il n'avait remarqué aucune aggravation. *Gennerich*[2] n'a pas envisagé la présence d'une névrite optique chez un paraplégique comme devant lui faire refuser le traitement : par suite d'une albuminurie consécutive au traitement mercuriel, le pronostic paraissait désespéré. L'injection de 0 gr. 60 n'a nullement nui à l'œil atteint. Michaëlis[3] n'admet pas que l'on pu:sse considérer les affections oculaires comme constituant des contre-indications : même dans les cas d'atrophie optique commençante, dit-il, on a vu des améliora-

---

1. *Loc. cit.*

2. Gennerich, *Berliner klin. Woch.*, 1910, p. 1735, n° 38. Sur le traitement de la syphilis par le remède d'Ehrlich.

3. Michaelis, *Berl. klin. Woch.*, 1910, n° 37, p. 1695, et n° 50 12 décembre 1910, p. 2320.

8.

tions suivre l'emploi du 606. *Wechselmann* et *Seeligsohn*, dans huit cas d'atrophie ancienne avec cécité presque complète, pratiquèrent des injections sur la demande expresse des malades et après leur avoir exposé les risques qu'ils couraient; aucune aggravation des lésions ne se manifesta. Ils en déduisent que le 606 est indiqué dans l'atrophie optique, le mercure étant impuissant contre cette lésion.

Nous partageons pleinement cette manière de voir et les résultats que nous avons obtenus jusqu'à ce jour ne font que nous confirmer dans cette opinion. Si, malgré les légitimes appréhensions d'Ehrlich, lesquelles sont sans doute dissipées à l'heure actuelle, nous nous sommes décidé à recourir à la médication par l'arsénobenzol, c'est que nous y avons été formellement invité par les médecins neurologistes à qui les malades avaient confié la direction de leur traitement. Ceux-ci estimaient en effet, non sans raison selon nous, que le risque très problématique de l'aggravation de leur état n'était pas à mettre en parallèle avec la possibilité de guérir ou tout au moins d'enrayer une affection dont l'évolution inéluctable devait aboutir à la cécité.

Jacquet observe que, sous l'action du 606, l'iritis désinfiltre rapidement ses lésions, mais les synéchies persistent. La malade de Sicard et Galezowski était une tabétique au début : son signe d'Argyll unilatéral a disparu. Chez une autre malade de Sicard, « tabétique de vieille date », le 606 n'a modifié ni le signe d'Argyll bilatéral ni la lymphocytose. Il est probable qu'une classification plus rigoureuse des faits, conduite d'après cette conception, expliquera, sinon complètement, tout au moins dans une large mesure, les résultats si discordants enregistrés par les auteurs. Au cas de P. Marie, dont la guérison paraît due au 606, *Milian*[1] a opposé deux cas de paralysie de la troisième paire, traités sans aucun succès. Des études récentes de *Terrien* et *Bourdier*[2] sur les névrites optiques, ont montré que la lésion ne débutait pas constamment dans le parenchyme, mais qu'à côté des entités anatomo-pathologiques déjà connues, il existait une véritable méningite optique, avec intégrité, tout au moins au début, de l'élément noble : la névrite optique se constitue par l'envahissement au parenchyme du processus méningé. Cette évolution morbide est utile à connaître; car, s'il est prouvé que l'arsénobenzol a sur les lésions syphilitiques en évolution une action supérieure à celle du mercure, si la ponction lombaire, d'autre part, vient révéler au clinicien l'existence d'un processus méningé en activité, on aura en elle, pour le diagnostic et le pronostic de l'affection, un élément de première importance. Ainsi, dans la méningite optique, on sera en droit d'espérer une rétrocession rapide des phénomènes, sous l'influence du traitement.

1. MILIAN, *Société médicale des Hôpitaux*, 28 octobre 1910.
2. TERRIEN et BOURDIER, *Archives d'Ophtalmologie*, mai 1910.

D'autre part, chez quelques malades, on peut voir survenir des lésions oculaires qui n'ont aucun rapport avec l'infection syphilitique.

Est-on autorisé à pratiquer l'injection? Le 606 n'aura-t-il pas sur celles-ci une action néfaste? *Sieskind*[1] place au premier rang des contre-indications les affections graves de la rétine et du nerf optique, de nature non syphilitique. *Herxheimer* et *Schonnefeld* considèrent que l'injection doit être refusée à tout malade atteint de troubles du nerf optique, non syphilitiques. Actuellement, cette conduite paraît la seule raisonnable. Enfin, parmi les contre-indications fondées sur la crainte de complications oculaires, une des plus importantes est l'insuffisance fonctionnelle des reins. Malgré de patientes recherches, on ne sait pas encore exactement quel est le degré de tolérance de l'organisme en présence de l'arsénobenzol, et la façon dont il s'élimine. Théoriquement, l'emploi du 606 doit être refusé à de tels malades.

Il faut également se méfier, toutes les fois que l'on se trouve en présence de sujets ayant déjà été traités par d'autres sels arsenicaux; certaines observations semblent indiquer la possibilité d'un danger. Peut-être s'établit-il une intolérance spéciale de l'organisme vis-à-vis de l'arsenic.

Ainsi que le fait remarquer Ehrlich[2], le cas d'atro-

---

1. Sieskind, *Munchener med. Woch.*, 1910, n° 39, p. 2027.
2. Ehrlich, *Lettre inédite au Dr Emery.*

phie optique double observé par Finger avait été traité successivement par trente injections d'arsacétine, ensuite par dix-huit injections d'énésol, ce qui rend vraisemblable l'hypothèse d'une hypersensibilité provoquée par les médicaments arsenicaux d'autrefois.

Le mode d'emploi et la façon dont est composé le médicament ne sont pas indifférents. Dans les premières préparations, on s'est servi d'alcool méthylique : au Congrès de Königsberg, il a été accusé de produire des troubles oculaires par intoxication. *Spiethoff* fait remarquer que dans les cas qu'il rapporte les praticiens avaient employé l'alcool méthylique. *Sellei* (de Budapest) confirme cette opinion. *Grosz*[1] recommande avec instance l'arsénobenzol dan une série d'affections oculaires syphilitiques, avec la seule indication, ajoute-t-il, d'éviter l'emploi de l'alcool méthylique. « Nous n'employons pas, bien entendu, l'alcool méthylique, car les moindres doses peuvent devenir dangereuses pour l'œil. »

Le débat n'a plus qu'un intérêt historique, les préparations actuelles ne renfermant pas d'alcool méthylique.

La dose employée paraît avoir une grande importance : c'est à l'administration de quantités élevées que *Wibo*[2] attribue les résultats qu'il a obtenus et qui

---

1. Grosz, *Deutsche med. Woch.*, XXXVI, 1910, p. 1693.
2. Wibo, Communication à la Société Belge d'Ophtalmologie, 22-25 septembre 1910, in *Annales de la Policlinique centrale d Bruxelles*, n° 8, août 1910.

se sont toujours maintenus. *Duhot* a spécialement étudié l'emploi des doses massives dans cent quatre-vingt-cinq cas : il a parfois provoqué des accidents transitoires, jamais cependant aucun phénomène rénal ou oculaire. Il a injecté jusqu'à 1 gramme sans avoir jamais à enregistrer la moindre altération du nerf optique ou des membranes profondes. Les deux auteurs estiment que la quantité de 0 gr. 50 est relativement faible et peut donner lieu à des récidives : il faut la dépasser dans tous les cas où la modération n'est pas indiquée.

En présence d'une récidive oculaire, il faut pratiquer absolument une nouvelle injection de 606, et cela d'autant mieux que, comme me l'écrivit le professeur Ehrlich à ce sujet, « les spirilles végétantes et établies dans certains nerfs tels que les oculomoteurs et l'acoustique ont pu résister à la première dose, en raison de leur passage par des canaux osseux très pauvres en vaisseaux artériels et veineux ». En pratique, il est certain que les récidives apparues spontanément dans les yeux comme dans les oreilles sont améliorées ou guéries par une seconde injection.

Certains cliniciens cependant se sont élevés contre un nouvel emploi de l'arsénobenzol : ceux qui n'en reconnaissent pas la valeur thérapeutique estiment la récidive comme un échec de la méthode et lui reprochent évidemment l'effet désastreux du retard apporté au traitement mercuriel. D'autres craignent que l'idiosyncrasie de certains sujets ne soit éveillée

par l'introduction dans l'économie d'un supplément
de dose. D'autres, par contre, estiment qu'on mithri-
datise ainsi l'organisme. Mais toutes ces objections
dont l'inanité est cent fois prouvée à l'heure actuelle
sont d'ordre général et ne constituent pas de contre-
indication spéciale des lésions oculaires.

Comme pour tous les autres accidents de la syphilis,
les accidents oculaires devront être traités par les
injections intra-veineuses de préférence aux injections intra-musculaires ou sous-cutanées.

Quelques auteurs ont pensé que le traitement mixte
par l'association de l'arsénobenzol et du mercure
pourrait obvier aux inconvénients de l'un et l'autre
remède et donner des résultats excellents : cette opinion a été formulée récemment à la Société d'Ophtalmologie par M. le professeur de Lapersonne[1]. Dans
les affections oculaires, il est nécessaire d'agir rapidement ; à ce point de vue le 606 est donc indiqué. Mais
en raison des récidives fréquentes, il est probable que
le mercure constituera l'adjuvant nécessaire qui s'op-
posera aux retours offensifs du processus infectieux.

D'autres traitements pourront être également ins-
titués en collaboration de l'arsénobenzol : c'est ainsi
que dans la kératite de la syphilis héréditaire, *Ehrlich* recommande d'appliquer un traitement local de
la cornée avec des préparations arsenicales. Dans ce

---

1. DE LAPERSONNE, *Société d'Ophtalmologie*, Paris, 6 décembre
1910.

sens, une large voie s'ouvre aux recherches qui seront effectuées.

La thérapeutique ophtalmologique a-t-elle progressé par la découverte d'Ehrlich ? Si nous en croyons *Antonelli*, *Courtois-Suffit* et *Lévy-Bing*[1], les résultats sont plutôt médiocres. L'ophtalmologie, disent ces auteurs, ne paraît pas avoir gagné beaucoup avec la découverte de Ehrlich-Hata, à part quelques cas de syphilome initial des annexes oculaires, ou quelques cas d'affections gommeuses de ces annexes et du globe même de l'œil, où l'injection de 606 pourrait être indiquée pour donner d'emblée un coup de fouet au processus de réparation. Ces conclusions sont aussi injustes que prématurées, ainsi que l'a fait justement remarquer *Péchin*. Il est certain qu'on ne peut pas nier à l'arsénobenzol son étonnante rapidité d'action, dont témoignent de nombreux cas, notamment ceux de Wibo ci-dessus rapportés. *Pierre Marie*, chez la malade dont nous avons reproduit l'observation, fait avec raison ressortir le contraste entre la lenteur d'amélioration de la paralysie de la troisième paire par le traitement mercuriel et sa brusque disparition après l'injection d'arsénobenzol. Dans les processus oculaires, cette propriété du remède est précieuse au plus haut point. *Neisser*[2] conclut que le 606

1. *Société d'Ophtalmologie*, 6 décembre 1910, *loc. cit.*
2. NEISSER, Rapport au Congrès de Königsberg. Traitement de la syphilis par la préparation 606 d'Ehrlich (in *Deutsche med. Wochenschrift*, XXXVI, 1910, p. 1889.)

est particulièrement indiqué dans les syphilis ophtal-
miques et cérébrales « où il s'agit de provoquer une
action très rapide pour souvent conserver la vie et
des organes essentiels à la vie ».

Personne ne songera à discuter l'urgence d'un effet
immédiat dans les névrites optiques, surtout dans les
méningites optiques, si l'on admet les conceptions de
Terrien et *Bourdier*. Dans l'iritis, comme l'ont écrit
Rolland et *Knauer*[1], il est très important d'arriver à
enrayer immédiatement l'évolution, afin de prévenir
la formation de synéchies : « Le 606 paraît tout indiqué
pour le traitement de l'iritis syphilitique fraîche. »

Le médicament semble avoir, en outre, une
influence propre sur les phénomènes subjectifs. Nous
avons vu que la photophobie disparaissait presque
immédiatement après l'injection : on sait combien
elle résiste au traitement mercuriel. D'une façon générale, les douleurs, quelle que soit leur origine, sont
supprimées totalement. Ehrlich, voulant expliquer ce
résultat, fait remarquer qu'il est impossible d'admettre la production en quelques heures de modifications anatomiques. Pour lui, l'effet du remède vient
de ce que les douleurs dépendent des produits de
sécrétion des spirochètes : il y a neutralisation, comme
d'une toxine par son antitoxine.

Un autre avantage de la méthode est qu'elle n'exige

---

1. ROLLAND et KNAUER, de Graz, Rapport sur le traitement de
50 cas de syphilis par le 606 d'Ehrlich. (*Wiener klin. Woch.*, 1910,
n° 43, p. 1521.)

pas la multiplicité des injections. De nombreux auteurs allemands et de Lapersonne, en France, ont avec raison mis en valeur cet argument. Tous les médecins savent à quelles difficultés ils se heurtent pour obtenir des classes populaires l'observance d'un traitement sérieux et prolongé. Moins le remède exigera d'heures de présence, et plus il aura des chances de guérir.

Quant aux contre-indications oculaires de la méthode, nous avons vu que l'on n'était en droit d'en formuler aucune. D'ailleurs, ainsi qu'il a été dit : « Cécité et autres accidents ne permettraient pas de nier la valeur du médicament; ils seraient seulement une indication d'agir avec la plus grande prudence et de ne pas créer dans le public ignorant des espoirs infinis que l'on ne pourrait pas satisfaire. »

Il serait heureux pour les malades atteints de lésions avancées, notamment d'atrophies optiques, que l'on eût trouvé dans le nouveau remède une action bienfaisante, le mercure ne produisant aucun effet utile; mais les observations actuelles ne permettent pas encore de l'affirmer.

Nous en tenant seulement aux données fournies par l'étude des observations d'ordre ophtalmologique, nous conclurons que la découverte de l'arsénobenzol est pour la thérapeutique oculaire un progrès considérable : toutefois les succès qui lui sont dus ne doivent pas nous faire oublier les effets bienfaisants du mercure. Chacun des deux médicaments

araît avoir ses indications spéciales : c'est aux recher-
hes futures qu'il appartient de déterminer leur part
ontributive dans la lutte contre l'infection syphili-
ique.

Depuis la rédaction de cet article, a été faite une
mportante communication de M. le professeur de
apersonne et Léri à l'Académie de Médecine (séance
u 10 janvier 1911). Nous sommes heureux de consta-
er que les idées que nous avons exprimées sont
onformes aux conclusions du savant professeur :
'arsénobenzol, du moins tel qu'il a été employé dans
es premiers temps, n'évite pas les récidives ni les
nouvelles manifestations oculaires de la syphilis. Par
contre, il ne faut pas lui attribuer des processus qui
relèvent de l'infection initiale et qu'il a tout au plus
été incapable d'empêcher. Il n'y a pas lieu, non plus,
d'exagérer les dangers du 606. Le remède d'Erhlich
agit très favorablement et très vite dans certains cas
simples d'iritis ou de kératite interstitielle; il est
impuissant dans les irido-choroïdites, à causes fréquemment multiples et à retentissement grave sur
toutes les parties de l'œil. Les auteurs ayant obtenu
dans les névrites optiques récentes et les paralysies
oculaires une amélioration remarquable, mais malheureusement passagère, estiment qu'il y aura lieu d'augmenter la dose injectable : la thérapeutique paraît
devoir être dirigée vers la méthode des injections renouvelées et même sur l'association du traitement hy-
drargyrique à l'arsénobenzol.

SYPHILIS VISCÉRALE

Le traitement de la syphilis viscérale, comme nous l'avons pensé dès nos premières observations, deviendra sans doute un des chapitres les plus intéressants de cette thérapeutique.

Nous n'avons pas eu l'occasion d'essayer nous-mêmes la méthode dans les complications hépatiques et rénales de la syphilis, mais d'excellents résultats ont été obtenus en pareils cas, entre autres par Wechselmann.

Hudelo a rapporté le cas d'une néphrite syphilitique secondaire, datant de plusieurs mois, au taux moyen de 2, 3, parfois 6 et 7 grammes, améliorée d'ailleurs à plusieurs reprises par le repos, le régime lacté, les cures mercurielles, qui est passée en treize jours, après une injection de 0 gr. 50 d'arsénobenzol très bien supportée, de 6 grammes à 0 gr. 25 et s'y est maintenue définitivement.

Milian a également traité une malade atteinte de néphrite albuminurique avec 6 grammes d'albumine dans les urines, mais avec une perméabilité rénale parfaite. A la suite d'une injection, la dose d'albumine est tombée à 4, puis à 2 grammes, les signes fonctionnels disparurent, les urines devinrent plus abondantes et même il y eut de la polyurie claire.

La syphilis gastro-intestinale si souvent méconnue

pourra, lorsqu'elle sera dépistée, être combattue, nous semble-t-il, avec le plus grand succès par la méthode d'Ehrlich.

Nous avons fait une injection d'arsénobenzol à un malade que le Dr Bensaude soignait pour une syphilis stomacale grave et rebelle au traitement mercuriel : quinze jours après l'injection, le poids de ce malade avait augmenté de 12 kilogrammes.

Plus récemment, une malade que nous avions traitée il y a quelques mois pour des plaques syphilitiques palmaires revient nous voir pour des hémorragies intestinales que Lortat-Jacob et Malherbes croient devoir rattacher à la syphilis. Le traitement mercuriel institué immédiatement avait paru avoir une certaine efficacité, mais les troubles intestinaux n'avaient pas tardé à reparaître, et la malade se cachectisait. Une injection de 0 gr. 50 d'arsénobenzol a fait disparaître tous ces phénomènes : les selles de la malade sont normales et régulièrement moulées; elles ne contiennent pas une goutte de sang, pas de mucosité. La malade est « guérie, m'écrit son médecin, et aucune « autre médication que l'arsénobenzol n'a été em- « ployée par elle ».

Nombreux sont déjà les cas de tumeurs du médiastin dont la disparition miraculeuse a été due à l'emploi de l'arsénobenzol.

M. Gastou, en présence d'un syphilome du médiastin avec compression trachéale, inhibition du pneumogastrique, tirage et tachycardie, avec un Wassermann

positif chez un malade présentant un état satisfaisant de son cœur, de ses reins et de ses yeux, malgré
un état général alarmant, fit une injection d'arsénobenzol. Le résultat « fut une véritable résurrec-
tion ».

Nous avons observé avec M. Lacapère un cas à
peu près analogue.

La médication d'Ehrlich s'est montrée particulièrement efficace dans les cas de syphilis pulmonaire.

Chez un de mes malades, j'ai vu fondre
presque complètement, après deux injections d'arsénobenzol de 0 gr. 70 et de 0 gr. 30, un bloc d'hépa-
tisation du poumon que la radiographie montrait
comme une ombre partant du hile et se terminant
sur la base en coin. Ce malade présentait en même
temps une gomme pharyngienne et avait maigri de
20 kilogrammes en quelques mois. Les cures mercurielles répétées n'avaient eu aucune action, à telle
enseigne que plusieurs médecins n'hésitèrent pas à
porter le diagnostic du cancer du poumon en raison
de la cachexie extrême du sujet. Après deux injections d'arsénobenzol de 20 à 30 centigrammes, le
malade fut considérablement amélioré dès les premiers jours qui suivirent l'injection. La toux, la
dyspnée, l'expectoration disparurent progressivement
et un mois après l'injection la radioscopie montrait ce
bloc pulmonaire diminué de plus des deux tiers.
Actuellement, le malade a engraissé de 9 kilogs en
moins de deux mois et a repris une existence active,

alors qu'il était alité et cachectisé au dernier point.

Nous ne croyons pas nécessaire de multiplier ici des exemples qui ne sont déjà plus des exceptions dans la science. Les quelques observations que nous avons rapportées sont suffisamment éloquentes à elles seules pour montrer la remarquable action de l'arsénobenzol sur les manifestations les plus variées de la syphilis viscérale.

ÉTAT GÉNÉRAL

Enfin, l'action bienfaisante de l'arsénobenzol peut s'apprécier non seulement dans le domaine de la thérapeutique des accidents, mais également par les heureuses modifications qu'il apporte à l'ÉTAT GÉNÉRAL des malades. Rien n'est plus saisissant que ces faits déjà si bien observés et signalés par Wechselmann.

L'action du médicament se manifeste tout d'abord par la disparition des désordres généraux et des troubles fonctionnels.

Réapparition des forces, de l'entrain et de l'activité, renaissance de l'appétit, cessation de la fièvre et des céphalées, recoloration des téguments, augmentation de poids, etc., etc., tels sont les phénomènes qui caractérisent habituellement l'extraordinaire rétablissement de ces malades.

De nombreux malades accusèrent pendant les mois

qui suivirent l'injection une recrudescence d'embonpoint extraordinaire. Plusieurs autres personnes traitées m'ont déclaré qu'elles n'arrivaient plus à satisfaire leur appétit. Tous récupèrent des forces telles qu'ils éprouvent un besoin constant d'activité.

Cette euphorie est un phénomène presque constant, qui peut s'expliquer aussi bien par la disparition d'une infection latente dont tout le monde connaît l'action déprimante, que par l'action tonique de l'arsenic sur la nutrition générale.

Il peut se faire exceptionnellement que le malade éprouve immédiatement après l'injection d'arsénobenzol une sensation de fatigue et de dépression générale : nous avons même constaté quelquefois un léger amaigrissement. Mais ces phénomènes sont exceptionnels et de très courte durée.

SYPHILIS HÉRÉDITAIRE

La syphilis héréditaire constitue un chapitre important de la thérapeutique anti-syphilitique par l'arsénobenzol.

Il importe de distinguer tout d'abord le traitement de la syphilis héréditaire tardive et celui de la *syphilis des enfants en bas âge*. Nous avons toujours attiré l'attention sur le danger que présente l'injection faite aux nourrissons dont la nourrice n'a pas été injectée au préalable par l'arsénobenzol.

Cette prédiction pessimiste s'est malheureusement réalisée lors d'une injection que j'ai pratiquée à l'hôpital des Enfants-Malades; il s'agissait d'un enfant d'un an présentant de grosses lésions organiques. Malgré l'avertissement que je donnai d'un échec probable, le chef de service crut devoir en prendre la responsabilité, persuadé sans aucun doute que cette médication constituait une ultime ressource.

L'enfant, injecté avec 5 centigrammes, succomba trois jours après, à la suite d'une réaction fébrile violente. Je dois ajouter que les expériences poursuivies sur ce sujet, et depuis lors, en Allemagne, ont abouti à un abaissement notable de la dose injectable chez les nourrissons. On estime à l'heure actuelle que l'enfant peut supporter 8 milligrammes de médicament par kilogramme de son poids.

M. Bayet a injecté un hérédo-syphilitique de quelques mois; mais le résultat sur les lésions cutanées de 5 centigrammes d'arsénobenzol ne fut pas très net.

Frænkel et Gröuven ont observé, après une injection de 0 gr. 05 chez un nourrisson atrophique de six semaines, une amélioration que n'avait pas amenée le calomel. Chez un hérédo-syphilitique de deux mois atteint d'accès épileptiforme, une injection de 0,05 entraîna la cessation rapide des accidents, qui d'ailleurs reparurent ensuite et nécessitèrent une nouvelle injection de 0,10.

Malheureusement, tous les cas ne sont pas aussi favorables et les très jeunes enfants succombent quelquefois peu de temps après l'injection. Pour Wechselmann, les petits malades seraient empoisonnés par la grande quantité d'endotoxine mise en liberté par la destruction brusque d'un nombre énorme de spirochètes.

Le fait suivant rapporté par Herxheimer et Kenike montre bien l'action destructive de l'arsénobenzol sur les tréponèmes de l'hérédo-syphilis.

Deux enfants de deux mois qui présentaient cliniquement une syphilis congénitale grave reçoivent une injection de 0,04 et 0,025 de 606. Ils moururent deux et quatre jours après l'injection. L'examen microscopique des organes ne put pas déceler, dans les deux cas, le moindre tréponème, sauf aux poumons. Si l'on songe au nombre considérable de tréponèmes qui pullulent dans les lésions syphilitiques, ce fait est très remarquable, surtout que les tréponèmes qu'on rencontra dans les poumons étaient loin d'être normaux; ils présentaient des lésions de dégénérescence très accentuée, parfois même de destruction complète.

Ce qu'il est préférable de faire dans ces cas, c'est de soigner l'enfant par l'intermédiaire de la mère. Tæge a publié l'observation d'un enfant qui à sa naissance pesait 2.500 grammes, était mou, pâle, vieillot, apathique et refusait le sein. Au troisième jour apparaissent du pemphigus et du paronyxis aux doigts. On fait alors à la mère une injection de 0 gr. 30 d'arsénobenzol en solution aqueuse, et dès le troisième jour après l'injection, les lésions de l'enfant commençaient à régresser jusqu'au cinquième jour où elles disparaissaient complètement. L'enfant pesait au vingt-cinquième jour 3.900 grammes, et ne présentait plus aucun symptôme de syphilis. Mais cette guérison n'était pas due, comme on pourrait le croire, au passage dans le lait d'arsénobenzol ou d'arsenic, puisque l'examen chimique montra qu'il n'en était rien. Pour Ehrlich, l'effet thérapeutique est dû à la destruction en masse des tréponèmes avec mise en liberté d'endotoxines entraînant la formation d'antitoxines absorbées avec le lait du nourrisson.

Donc avec Ehrlich et Tæge nous conseillons de faire allaiter tout nouveau-né hérédo-syphilitique par sa mère ou une nourrice infectée qui sera traitée dès le début par l'arsénobenzol. Il sera prudent, nous le répétons, de ne pas dépasser 8 milligrammes par kilogramme du poids du petit malade.

Nous avons obtenu de beaux succès dans des cas de *syphilis héréditaire tardive*. L'histoire d'une de ces malades est rapportée plus haut à propos des arthropathies spécifiques. Dans un autre cas, il s'agissait d'une jeune fille de 19 ans frappée de surdité labyrinthique : une semaine après l'injection, elle entendait à 1 mètre de distance la parole qu'elle percevait à peine auparavant quand on lui parlait fortement dans l'oreille : ce succès fut d'ailleurs malheureusement transitoire. M. Bayet a soigné une hérédo-syphilitique de 18 ans, également pour surdité très accentuée d'origine spécifique. Le surlendemain d'une injection de 0 gr. 50, l'ouïe s'améliorait et bientôt la malade entendait ce qu'on lui disait à voix basse.

Chez la *femme enceinte*, il faut être très circonspect dans l'emploi de l'arsénobenzol. Frænkel et Gröuven ont pu l'employer plusieurs fois sans accidents. Mais Herxheimer et Schonnefeld et Gluck ont vu des mouvements actifs du fœtus, les bruits du cœur disparaître chez des femmes syphilitiques qu'ils avaient injectées, ce qui a fait conclure Gluck à l'influence néfaste de l'arsénobenzol sur le fœtus. Nous avons injecté personnellement deux femmes enceintes pour des *accidents secondaires* de roséole. Non seulement ces deux femmes ont complètement guéri, mais leurs grossesses ont évolué normalement.

PROPHYLAXIE ET MARIAGE

Cependant les rôles curatifs et préventifs de la méthode d'Ehrlich chez l'homme ne sont point les seuls que l'on doive envisager avec confiance. Il est certain également que son action sera prépondérante dans la lutte contre la propagation de la syphilis. On lui devra une *prophylaxie* efficace grâce à son action si constante, si rapide et si durable sur les plaques muqueuses et en général sur tous les accidents érosifs ou ulcéreux d'où s'essaime le contage infectieux. Il n'est pas impossible d'entrevoir également, grâce à la séro-réaction de Wassermann, une surveillance plus réelle des prostituées. La poursuite de ces séro-réactions donnera incontestablement des garanties plus efficaces que l'effacement momentané des accidents contagieux pour lesquels elles sont retenues et traitées à l'heure actuelle.

La révélation d'une syphilis latente, entraînant une médication énergique combinée d'arsénobenzol et de mercure qui ramènerait la séro-réaction au négatif, assurerait au moins pour un certain temps une innocuité absolue, tandis qu'à l'heure présente les mesures protectrices sont malheureusement trop souvent tardives et les interventions thérapeutiques partiellement efficaces en raison de leurs effets de courte durée

La méthode d'Ehrlich apportera-t-elle denouvelles données au problème souvent si délicat de l'accession des syphilitiques au mariage?

Les conditions actuellement édictées se fondent sur la fréquence et l'intensité des récidives, sur l'ancienneté de l'affection et aussi sur l'importance et la durée du traitement. La médication par l'arsénobenzol permettra certainement de réduire le nombre des cas dans lesquels le veto résulte de la malignité de la syphilis et des récidives incessantes du mal. En revanche, la condition d'ancienneté devra toujours être maintenue. Cela ressort avec évidence de l'improbabilité où nous sommes de l'action définitivement curative de ce médicament et l'éloignement du stade initial de la maladie doit, jusqu'à nouvel ordre, rester notre garantie la plus certaine.

Quel parti donc tirer de l'arsénobenzol pour donner un surcroît de sécurité aux candidats au mariage? La séro-réaction renouvelée à des intervalles déterminés et se maintenant négative peut donner de réelles espérances de guérison, mais en aucun cas il ne faudra se baser exclusivement sur elle pour proclamer le mariage possible lorsque la date de l'affection sera récente. Si par ses résultats négatifs elle peut légitimer dans une certaine mesure l'absence de tout traitement postérieur à l'injection d'arsénobenzol, il ne faut pas perdre de vue que ces résultats négatifs ont été parfois compatibles avec des explosions tertiaires, et en tout état de cause il *vaudra toujours mieux exiger la précaution complémentaire d'un traitement mercuriel.* Tout au plus, si les séro-réactions se maintiennent négatives, pourra-t-on abréger la durée du traitement chronique intermittent.

Quant aux malades assez nombreux qui ne se sont point strictement conformés aux règles du traitement mercuriel préventif, mais à qui l'on ne peut interdire le mariage, parce que leur syphilis est déjà ancienne et n'a pas causé d'accidents récents, il sera prudent de conseiller un traitement par l'arsénobenzol quelques mois avant leur mariage.

V

Insuccès et récidives

La méthode d'Ehrlich présente-t-elle, à proprement parler, en dehors des cas de parasyphilis où il semble qu'elle ait donné jusqu'à ce jour des résultats très variables, des insuccès complets?

Ici il est nécessaire de distinguer les affections de nature purement syphilitique en voie d'évolution aiguë, subaiguë ou chronique des lésions constituées relevant plus ou moins directement de l'infection syphilitique.

Dans ce dernier groupe doivent rentrer tous les accidents parasyphilitiques qui ne sont susceptibles de s'améliorer qu'autant que l'infection syphilitique joue encore un rôle actif dans leur développement et leur évolution. Il en est de même pour les affections

du système nerveux central ayant abouti à des phénomènes de dégénérescence définitive. On peut encore
faire rentrer dans cette catégorie les leucoplasies
franches (qu'il faut distinguer soigneusement des
syphilides leucoplasiformes), surtout lorsqu'elles revêtent les formes cornées ou végétantes qui sont
généralement des manifestations tardives de la
syphilis. Dans tous ces cas où le traitement par l'arsénobenzol devra être tenté, ne fût-ce que pour
enrayer l'évolution de la maladie en agissant sur
la syphilis latente, on aura parfois d'heureuses
surprises thérapeutiques, comme en témoignent
les faits signalés dans le chapitre des accidents
nerveux, mais dans un grand nombre de cas on
ne pourra vraisemblablement enregistrer que des
échecs.

Il en est tout autrement lorsqu'on s'attaque à des
accidents relevant directement de l'infection syphilitique elle-même, quels que soient leur siège, leur
âge, leur modalité anatomopathologique, qu'il
s'agisse de processus scléreux, de lésions ulcéreuses ou congestives, ou de néoplasies syphilitiques
de tout ordre. Pour tout cet ensemble d'accidents,
qu'ils soient cutanés ou vasculaires, osseux, nerveux
ou viscéraux, l'arsénobenzol ne compte qu'un petit
nombre d'insuccès : l'échec de la méthode est rare
contre ces affections purement syphilitiques.

Ces insuccès peuvent être incontestablement dus
à l'impuissance de la méthode en elle-même. Quelle

est, en effet, la méthode curative qui soit souveraine dans tous les cas, et dont les indications ne comportent aucune exception?

Ils peuvent être dus également, comme l'a fait remarquer Ehrlich au Congrès de Kœnigsberg, à ce que quelques variétés de spirochètes ne sont pas sensibles à la médication arsenicale.

Mais le plus souvent ces insuccès relèvent de l'une des causes suivantes :

a) La dose employée a été insuffisante;

b) On s'est servi d'une méthode qui par un enkystement partiel ou total de la préparation a entraîné une utilisation nulle ou insuffisante du médicament;

c) Le nombre des injections a été insuffisant. Nous avons vu des accidents résister au moins partiellement à une ou deux injections et céder enfin à la troisième. Nous tenons à rappeler encore ici que c'est se faire une fausse conception de la méthode que de se limiter de parti pris à une seule injection du médicament, quelle que soit l'importance de la dose. Cette répétition des injections, ces assauts successifs donnés à la maladie par l'arsénobenzol s'appliquent non seulement aux accidents qui n'ont pas été sensiblement modifiés par une première injection, mais encore à tous ceux qui n'ont subi qu'une régression partielle ou passagère, enfin, aux récidives;

d) Certaines dispositions anatomiques spéciales peuvent entraver l'action du médicament : c'est ainsi que s'explique la disparition irrégulière de certains chancres et de certains accidents épidermiques très superficiels, qui résistent également d'ailleurs aux médications mercurielles lorsque la cure n'est pas complétée par l'application de topiques locaux. L'insuffisance des voies d'accès ou l'oblitération des voies sanguines au niveau de ces lésions expliquent suffisamment cette absence d'action.

Enfin, pour que la médication par l'arsénobenzol réalise son plein effet, il est incontestable que le sujet traité doit être dépourvu de toute accoutumance à la médication arsenicale. Ehrlich lui-même, dès les premières expérimentations de sa méthode, avait imputé certains insuccès notoires à l'utilisation antérieure d'autres préparations arsenicales. Nous avons pu constater nous-même, et nous savons que cette constatation a été faite également par les expérimentateurs les plus attentifs, qu'un traitement arsenical intensif, de quelque nature qu'il soit, appliqué à un malade antérieurement à une injection d'arsénobenzol, neutralisait l'effet de cette dernière préparation. La création de colonies arséno-résistantes qu'Ehrlich s'est efforcé de prévenir par l'emploi de doses massives suffisamment espacées, se trouve ainsi réalisée sans qu'il soit possible d'établir encore à l'heure actuelle dans quelles conditions et après quel laps de temps la médication par l'arsénobenzol pourra recouvrer son efficacité.

Récidives. — Dès le début de l'expérimentation de l'arsénobenzol, les collaborateurs d'Ehrlich signalèrent des récidives, surtout en présence d'accidents secondaires et lorsque la dose injectée avait été inférieure à 0 gr. 50. Même avec cette dose et des doses supérieures, on observe fréquemment à l'heure actuelle des exemples de récidives : ces réveils de la maladie sont trop fréquents pour qu'il y ait utilité à en citer quelques cas, mais ils ne sont pas tous de même ordre. Ou bien il s'agit de syphilis momentanément éteintes qui réapparaissent sous leur ancienne forme ou sous une forme plus discrète, plus atténuée (cas de beaucoup le plus fréquent); ou bien la syphilis emprunte un tout autre aspect clinique; ou bien, enfin, elle ne manifeste son retour agressif que par une séro-réaction de Wassermann qui de négative redevient positive.

De toutes ces récidives, les plus fréquentes de beaucoup se remarquent chez des sujets atteints d'accidents secondaires ayant un certain caractère de malignité.

Cette catégorie de malades n'occupe pas la place la plus importante dans notre statistique exclusivement personnelle, car nous avons surtout recherché, au début de notre expérimentation, les cas rebelles au mercure, et ce n'est généralement pas à cette période qu'on les trouve. C'est pour cette raison sans doute que la proportion des récidives s'est montrée si minime, au moins jusqu'à ce jour, dans notre propre statistique.

Quoi qu'il en soit, il faut reconnaître que même avec de fortes doses de « 606 » cette éventualité est possible, et il est à craindre que l'emploi des nouvelles méthodes, cependant beaucoup plus sûres et plus efficaces que les méthodes insolubles, ne nous mette pas, au moins dans un certain nombre de cas, définitivement à l'abri de ces récidives dont la fréquence est certainement plus grande que ne l'espéraient l'auteur de la méthode et ses premiers collaborateurs. Pour Weintraub (Wiesbaden), les récidives, y compris celles qui ne sont attestées que par la réaction de Wassermann, se rencontrent dans 30 % des cas.

Il semble bien acquis à ce jour qu'une seule et même plusieurs injections de « 606 » ne réalisent pas à coup sûr cette stérilisation totale tant désirée même avec les méthodes les plus rapides et les plus efficaces.

Cependant il ne faut pas perdre de vue que, d'après ses expériences, le professeur Neisser n'a pas hésité à déclarer que si la stérilisation de la syphilis lui paraissait une chose des plus problématiques quand l'affection était passée à l'état chronique, en revanche, la réalisation de cet idéal lui paraissait une chose possible lorsqu'on s'attaque à la syphilis dès les premières heures de son éclosion et en faisant appel à toutes les ressources de la thérapeutique intensive dont nous disposons.

En ce qui concerne notre expérience personnelle, c'est incontestablement dans l'attaque de la syphilis dès son apparition que les résultats obtenus jusqu'à ce jour nous ont paru les plus définitifs. Malgré la lenteur et les irrégularités de réparation de certains accidents primitifs, aucun des malades que nous avons traités dès l'apparition du chancre ne nous a présenté encore d'accidents secondaires, sauf dans les cas où nous avons eu recours à une seule injection sous-cutanée d'une préparation insoluble. L'injection intra-veineuse répétée deux et trois fois aux intervalles que nous avons dits nous permet donc de concevoir les plus sérieuses espérances d'un traitement digne du nom de traitement abortif. Les renseignements les plus précis, que nous tenons du professeur Ehrlich lui-même, nous apprennent que Schreiber de Magdeburg n'a constaté que 10 récidives sur près de 1000 malades traités par sa méthode. Quant à Weintraub de Wiesbaden¹ qui, lui aussi, fut un des premiers adeptes de la méthode intra-veineuse, sa statistique actuelle n'accuse que 10 % de malades n'ayant pas conservé leur séro-réaction négative.

Il est donc permis d'espérer que la généralisation de cette méthode abaissera le chiffre des récidives dans des proportions telles que le jugement porté actuellement sur son efficacité définitive pourrait bien être modifié dans un sens favorable.

Empressons-nous d'ajouter, d'ailleurs, que notre expérience remonte à peine à quelques mois et que, d'autre part, nous n'avons pas hésité à combiner cette méthode qui a toutes nos préférences, avec des injections mercurielles, lesquelles, bien que relayées au second plan, sont loin de constituer un appoint thérapeutique négligeable.]

VI

Contrôle de l'action de l'arsénobenzol par les méthodes de laboratoires.

RECHERCHE DU SPIROCHÈTE
SÉRO-RÉACTION DE WASSERMANN

Rien ne montre mieux l'action remarquable de l'arsénobenzol, que son action sur les germes infectieux. On sait que dans la fièvre récur.ente le sang fourmille de spirilles : il suffit d'une seule injection pour voir au bout de cinq à dix heures tous ces éléments disparaître. Dans la syphilis l'action n'est peut-être pas aussi évidente, puisque la recherche des spirilles est entourée de plus de difficultés

Par suite de sa faible réfringence, en effet, le tréponème a longtemps échappé à l'observation et il est très difficile de le distinguer à l'état frais, même avec les meilleurs apochromatiques. Mais son étude est devenue facile, grâce à l'ultramicroscope.

Que la recherche du tréponème se fasse à l'état frais par l'ultramicroscope, ou sur frottis, il faut être prudent dans les examens et n'admettre comme tréponèmes que les parasites présentant tous les caractères précis qu'en a donnés Schaudinn. Le tréponème se présente sous la forme d'un filament spiral mince et long, à tours de spires serrés, profonds et réguliers. C'est une spirale en tire-bouchon dont le filament s'étire progressivement et se termine sans transition dans les cils qu'il présente à chacune de ses extrémités. Il est doué d'un mouvement de rotation autour de son axe longitudinal en pas de vis, de mouvements latéraux du corps entier; enfin, il se déplace en avant ou en arrière : c'est ainsi qu'on peut le voir s'arrêter brusquement et reculer.

Lorsqu'on suit pas à pas les modifications qui surviennent au niveau du chancre, des plaques muqueuses et de tous les éléments érosifs, après une injection d'arsénobenzol, on voit disparaître les spirochètes en vingt-quatre ou trente-six heures. Mais avant cette disparition complète on peut se rendre compte, par l'examen à l'ultramicroscope, que les mouvements du spirochète diminuent ou disparaissent, que la réfringence si caractéristique du parasite se perd, que sa vitalité est fortement compromise. On peut même rencontrer dans les foyers en

voie de guérison des formes atypiques du spirochète :
formes courtes à trois ou quatre spires.

La disparition du tréponème peut tarder sans dépasser toutefois six à sept jours, et les cas de Frænkel
et Gröuven, où l'on trouva des spirochètes encore
mobiles deux mois après l'injection, sont absolument exceptionnels. Il existe cependant des cas, et
Ehrlich m'en a cité lui-même, où les spirochètes persistent dans l'épaisseur ou à la surface même du
chancre mou d'une façon tout anormale.

Il n'en reste pas moins vrai que la disparition rapide du tréponème est un argument d'une grande
valeur en faveur de l'action de l'arsénobenzol, bien
que pour M. Bayet cette disparition n'indique qu'une
chose : l'action du remède sur le microorganisme de
la syphilis dans certaines localisations, et ne permette pas de conclure de ce fait que les spirochètes
ont disparu dans le chancre et dans les condylomes,
qu'il en est de même dans tous les points de l'organisme envahi.

Quant à la réaction de Wassermann, qui permettra
de déterminer et d'apprécier dans la suite la régression de l'infection, ses résultats sont des plus encou-
rageants, quoique encore disparates.

Wassermann, Neisser et Brucke, en appliquant à
la recherche des anticorps syphilitiques un procédé
analogue à celui qui avait permis à Widal et Le Sourd
de prouver qu'il était facile, à l'aide du phénomène

de Bordet et Gengou, de mettre en évidence dans le sérum des typhiques une sensibilisatrice spécifique, trouvaient une méthode ingénieuse de diagnostic.

Cette méthode, critiquée jusque dans les théories mêmes qui lui ont donné naissance, a déjà fourni des résultats d'une valeur incontestable, et cette moyenne de 60 à 80 % de résultats positifs que l'on trouve dans les statistiques de ses détracteurs, est un chiffre à lui seul suffisant, pour démontrer son gros intérêt.

En parcourant les statistiques nombreuses qui ont été publiées sur la méthode de Wassermann, on voit que dans les cas de syphilis avérée les résultats sont positifs dans une moyenne de 70 à 80 % des cas :

Dans les accidents primaires le séro-diagnostic est moins souvent positif, puisque Levaditi, Laroche et Yamonouchi n'ont que 46 % de cas positifs avant l'apparition de la roséole. Dans la période secondaire avec accidents de roséole et plaques muqueuses, la statistique des auteurs varie entre 46 et 70 %, alors que dans le tertiarisme la proportion des cas positifs s'élève à 80 et 90 %. Dans les cas de syphilis latente Hoffmann et Blumenthal comptent encore 52 % de séro-diagnostics positifs. Enfin, certains cas de syphilis viscérale, d'affections oculaires et laryngées, d'hérédo-syphilis ont été reconnus grâce au séro-dia-gnostic.

Sur 148 réactions, M. Joltrain a trouvé une proportion de 86 % de résultats positifs. « Une recherche « de laboratoire, dit cet auteur, qui permet de pareilles

« observations est pratiquement une bonne méthode
« de séro-diagnostic. »

Non seulement, cette méthode de séro-diagnostic
de la syphilis donne des renseignements précieux dans
tous les cas, encore fréquents, où le diagnostic clinique reste en suspens, mais encore la façon dont se
comporte la réaction de Wassermann est de la plus
haute importance pour juger de la valeur de la préparation d'Ehrlich.

Lorsqu'elle reste positive après l'injection, le malade doit être considéré comme non guéri. Si la
réaction disparaît, on se trouve en présence de deux
éventualités :

Tantôt il s'agit d'une disparition définitive indi-
quant une guérison durable, et tantôt d'une disparition passagère due à une destruction partielle
des spirochètes; la réaction redevient positive quand
les spirochètes survivants se sont multipliés en
nombre suffisant. Le temps nécessaire à cette réapparition est très variable, suivant le nombre des spirochètes non détruits, suivant la qualité et la quantité
des anticorps, suivant l'intensité des lésions spécifiques.

La réapparition de la réaction de Wassermann
est donc égale à une récidive véritable sans manifestation extérieure. Elle constitue donc une indication pour renouveler l'injection.

Ehrlich, au Congrès de Kœnigsberg, déclare que
dans 90 % des cas on a vu une réaction positive deve-

nir négative. En contradiction apparente avec ces faits sont les quelques cas (stade initial du chancre, syphilis maligne précoce) où l'on a observé une marche inverse, c'est-à-dire où la réaction négative d'abord devenait positive ensuite.

On peut d'ailleurs expliquer ce fait de la façon suivante : avant l'injection, les spirochètes sont trop peu nombreux dans certains cas de syphilis latente ou au début pour déterminer la réaction de Wassermann, mais après l'injection la dissolution des spirochètes augmente la quantité de l'endotoxine absorbée et détermine ainsi l'apparition de la réaction, qui se confirme rapidement pour disparaître peu à peu.

Rien n'est plus intéressant, pour juger de la valeur de la réaction de Wassermann comme contrôle de l'action de l'arsénobenzol, que l'étude des statistiques des auteurs allemands, belges et français.

Lange a examiné à ce point de vue 268 malades traités par l'arsénobenzol : dans 153 cas la réaction qui était positive, devint négative au bout de quatre à cinq semaines — ce laps de temps dépendant de la puissance initiale de la réaction. Sur 18 cas négatifs avant le traitement, 13 restèrent négatifs, 5 redevinrent positifs. Enfin, certains cas négatifs avant l'injection devinrent positifs après l'injection pour décroître ensuite progressivement jusqu'à la négative. Herxheimer fait les mêmes constatations : dans 4 cas d'accidents primaires avec réaction de Wassermann négative, la réaction devint positive quatre,

six et vingt-huit jours après l'injection. Dans deux
cas d'accidents primaires avec Wassermann positif
avant l'injection, la réaction devint négative sept et
vingt jours après. Dans cinq cas de syphilis secondaire avec réaction positive, celle-ci devint négative
de huit à quinze jours après l'injection. Dans quatre
autres cas la réaction de Wassermann négative devint positive au bout d'une semaine à une semaine
et demie. Dans quinze cas la réaction ne fut aucune-
ment influencée par l'injection. Deux cas de syphilis
maligne sont demeurés positifs. Sur cinq cas de syphilis latente, trois ont réagi positivement d'abord,
puis négativement au bout de huit à quinze jours.

Frænkel et Gröuven ont également noté un Wassermann stationnaire dans sept cas après une, deux
et même trois injections. Huit cas montrèrent une
réaction plus faible. Dans deux cas de syphilis secondaire et tertiaire le Wassermann se montra plus
énergiquement positif après les injections.

Plus intéressante encore à ce sujet est l'enquête
qu'a faite la *Medizinische Klinik*, sur l'action de l'arsénobenzol d'Ehrlich dans le traitement de la syphilis.
Si tous les auteurs sont convaincus de l'efficacité
et de la supériorité du nouveau remède, à l'exception
toutefois de Buschke, tous ne sont pas d'accord sur
la valeur de la réaction de Wassermann. D'après les
statistiques de Herxheimer (Francfort), Linser (Tu-
bingen), Bering (Kiel), Cramer (Göttingen), Rille
(Leipzig), Wolters (Rostock), Treupel (Francfort),

von Zeissl (Vienne), Pick (Vienne), Bettmann (Heidelberg), Mac Donagh (Londres), Wechselmann (Berlin), Michaëlis (Berlin), Krohmayer (Berlin), Duhot (Bruxelles), Weber (Berlin), la réaction de Wassermann devient négative au moins dans les trois quarts des cas observés.

Plus spécialement, pour Cramer, la réaction de Wassermann devient négative généralement huit à quatorze jours après l'injection, pour Wolters au bout de six à huit semaines quand tous les spirochètes sont détruits, pour Treupel vers le quarantième ou le soixantième jour, pour von Zeissl et Pick, de la deuxième à la sixième semaine; — Mac Donagh a toujours vu la réaction devenir négative, sauf dans un cas de syphilis congénitale; Wechselmann et Michaëlis également, surtout de la deuxième à la sixième semaine. D'autres auteurs et en particulier Iadassohn (Berne), Welander (Stockholm), Pinkus (Berlin), Juliusberg (Posen), Halberstædter (Berlin), Bruhns (Berlin), Chrzelitzer (Posen), Scholtz (Kœnigsberg), Schlesinger (Vienne), donnent des statistiques moins bonnes, mais tous se plaignent de n'avoir pas pu suivre leurs malades assez longtemps.

A la Société médico-chirurgicale de Liège, au sujet d'une présentation de malades de M. Troisfontaines heureusement et rapidement influencés par le « 606 », M. Halkin exprimait sa confiance dans le nouvel agent thérapeutique et ajoutait que la réaction de Wassermann disparaît toujours, sinon après une première, du moins après une deuxième injection d'arsénobenzol.

Le 8 octobre, M. Dujardin apportait à la Société clinique des Hôpitaux de Bruxelles les résultats obtenus dans 175 réactions de Wassermann pratiquées chez des injectés de « 606 ». Pour le tertiarisme, l'auteur a constaté un parallélisme parfait entre la courbe de la réaction de Wassermann et l'évolution clinique : la réaction positive des tertiaires se montre facilement influencée, tout comme les lésions tertiaires, du reste.

Pour le secondarisme latent (leucodermie), on a observé chez certains une chute très rapide en quinze jours environ. Par le secondarisme floride, la réaction est facilement influencée dans les cas de plaques muqueuses tardives, bien plus tenace dans un grand nombre de cas de roséole. L'efficacité du médicament est entière sur la réaction de Wassermann des périodes tertiaire, secondaire, latente et primaire. Elle est beaucoup moindre dans le secondarisme floride.

Plus récemment, M. Bayet faisait, dans les *Annales des maladies vénériennes*, un rapport très documenté sur les résultats qu'il avait obtenus en contrôlant par la réaction de Wassermann tous les cas traités par le « 606 ». Le séro-diagnostic de la période primaire n'obéit à aucune règle fixe : ou bien il devient négatif, ou bien il ne se modifie guère, ou bien enfin il devient plus nettement positif malgré l'injection. Lorsqu'il s'attaque à la syphilis secondaire en pleine effervescence, l'arsénobenzol semble sans effet sur la réaction de Wassermann, alors que celle-ci, dans certains cas de manifestations sourdes ou éteintes (plaques muqueuses, leucodermie), se montre beaucoup plus influençable par la médication. Le séro-diagnostic de la période tertiaire étant faiblement positif ou même négatif, fléchit quelquefois très rapidement. Dans la très grande majorité des cas, pour cet auteur le séro-diagnostic n'est pas influencé à la suite du traitement. Si la disparition des symptômes, aussi éclatante fût-elle, n'est pas un critérium absolu de la guérison de la syphilis, dit-il, le séro-diagnostic ne l'est pas davantage et ne peut donc guère nous être utile : « la transformation d'une « réaction positive en négative n'étant qu'une pré- « somption favorable sur laquelle on ne peut, en « aucune façon, se baser lorsqu'il s'agit de juger « de la valeur curative absolue d'un remède nouveau ». Mais M. Bayet ajoute que si ces réserves sont nécessaires, elles ne concernent que le moment où il les fait et les conditions d'expérimentation où il s'est placé, c'est-à-dire qu'elles s'appliquent à des malades injectés tous suivant le procédé de Wechselmann. Dans une lettre qu'il vient de nous adresser, M. Michaëlis exprime cette opinion que la plupart des résultats publiés jusqu'à ce jour n'ont été obtenus qu'avec des méthodes ne donnant que des résultats imparfaits, et lui-même déclare obtenir avec les injections intra-veineuses des résultats beaucoup plus rapides et plus durables qu'avec aucune autre méthode.

Enfin, à la Société médicale des Hôpitaux, MM. Jeanselme et Touraine ont apporté les résultats de leurs observations personnelles sur la réaction de Wassermann, recherchée chez 36 syphilitiques qu'ils ont traités à l'arsénobenzol. Dans 24 cas, la réaction positive avant l'injection est devenue négative dans un délai variant de sept à cinquante-deux jours après l'injection; dix-neuf fois la réaction s'est maintenue négative, cinq fois elle est redevenue positive. Quatre fois, le Wassermann négatif avant l'injection est devenu positif après. Dans huit cas, le Wassermann positif avant l'injection est resté positif. D'une façon générale, la réaction disparaît d'autant plus rapidement que la dose de « 606 » est plus forte. Souvent, cette disparition de la réaction coïncide avec la disparition des accidents, souvent aussi elle anticipe sur la guérison apparente (syphilis tertiaire, syphilides cutanées avec infiltration des téguments). Enfin, la réaction peut retarder sur la clinique : les plaques érosives qui cèdent facilement au traitement guérissent avant que le Wassermann soit devenu négatif.

En somme, à de rares exceptions près, concluent ces auteurs, la réaction de Wassermann, après une seule injection, devient négative dans un laps de temps variable de sept à vingt-quatre jours pour la grande majorité des faits. Nos résultats personnels ne viennent pas absolument corroborer les statistiques précédentes qui élèvent à 60 ou 80 % le taux des séro-diagnostics positifs devenant négatifs après une ou plusieurs injections d'arsénobenzol dans un laps de temps d'ailleurs variable. Nos propres résultats atteignent au moins cette proportion et sont durables lorsqu'il s'agit du traitement précoce de l'accident initial, mais ils sont souvent transitoires à la période secondaire. Dans les cas de syphilis chronique la réaction négative est infiniment plus difficile à obtenir.

De tout ceci il résulte que le traitement de la syphilis par l'arsénobenzol nécessite dans tous les cas la recherche systématique de la séro-réaction de Wassermann à des intervalles déterminés, car il semble que c'est de cette façon qu'on pourra juger de l'action curative et stérilisante de ce mode de traitement. Et l'on ne peut que souhaiter qu'une simplification de technique de la séro-réaction de Wassermann actuellement si compliquée en fasse une méthode d'exploration clinique, de diagnostic, de contrôle, à la portée de tous les praticiens.

Mais de même qu'il serait imprudent de porter un jugement définitif sur le meilleur procédé à adopter dans l'utilisation de l'arsénobenzol, puisque nous sommes encore en pleine période d'expérimentation, de même il est impossible de tirer des conclusions formelles et définitives des statistiques publiées jusqu'à ce jour sur les variations du

Wassermann. Tous les résultats dépendent en effet de l'efficacité des méthodes employées, de la continuité de l'effort thérapeutique et peut-être aussi des moyens de contrôle, si variables d'un laboratoire à l'autre et qui n'ont pas tous la même valeur. Pour essayer d'apprécier cette action de l'arsénobenzol sur la séro-réaction de Wassermann, il est nécessaire de faire entrer en ligne de compte, non pas une, mais tout l'ensemble des statistiques publiées jusqu'à ce jour et que nous avons résumées dans ce chapitre.

Si variables que soient les opinions des divers auteurs à ce sujet, si l'on rapproche des résultats qu'ils ont obtenus ceux auxquels ont abouti les recherches de MM. Paris et Joltrain, lorsqu'ils ont étudié l'action des médications mercurielles sur la réaction de Wassermann, on ne peut nier qu'un progrès considérable n'ait été réalisé dans la médication antisyphilitique elle-même, et il est non moins certain que les méthodes de laboratoire constituent un remarquable moyen de contrôle de l'action de l'arsénobenzol d'Ehrlich dans le traitement de la syphilis.

VII

Avenir des syphilitiques. — Direction du traitement de la syphilis.

Que l'action thérapeutique de l'arsénobenzol sur la plupart et surtout sur les plus graves des accidentts syphilitiques soit de tout premier ordre, cela est imcontestable et l'ensemble des nombreux faits que nous avons rapportés au cours de cet ouvrage lle prouve de la façon la plus irrécusable, mais la guérison définitive et en un seul coup de la syphilis estt-elle, à l'heure actuelle, réalisée, semble-t-elle réaliisable dans l'avenir?

Les récidives enregistrées sont assez nombreusess pour qu'il soit permis d'en douter. Toutefois, l'actiom spécifique de ce médicament est si rapide et si puisssante qu'il n'est point absolument interdit d'espérer la réalisation de ce rêve.

En l'absence de toute manifestation objective de la maladie, le contrôle de l'état des malades par la séro-réaction de Wassermann permettra de nous fixer dans un avenir plus ou moins lointain.

Déjà, si variables que soient les résultats donnés par diverses statistiques à ce sujet, il semble bien acquis que la séro-réaction négative survient avec cette méthode beaucoup plus sûrement et plus rapidement qu'avec toute autre. Ces résultats, déjà si appréciables, seront sans doute améliorés encore par l'utilisation des nouvelles méthodes d'administration du médicament, mieux appropriées au but qu'elles visent. Il ne faut pas oublier non plus que ces statistiques ont été établies avec des malades injectés pour la plupart en une seule fois. Or, jamais Ehrlich n'a prétendu qu'une seule dose suffisait à réaliser la stérilisation complète de la syphilis : deux, trois, plusieurs injections peuvent être nécessaires pour atteindre ce but suprême. En tout cas, nous ne saurions proclamer la faillite de la *therapia sterilisans* d'Ehrlich, avant d'avoir tenté l'application intégrale de la méthode telle que lui-même le réclame actuellement.

D'ici que l'action stérilisante de cette méthode, seule ou combinée avec le mercure, soit définitivement confirmée ou infirmée par les expériences de l'avenir, on admet que d'ores et déjà elle constitue un formidable appoint à tous les efforts qui ont été tentés pour atteindre ce but. Malgré son action parfois lente et irrégulière sur l'accident initial de la maladie et quelquefois aussi sur les manifestations objectives secondaires, cette médication a certainement sur l'infection généralisée une action largement, sinon totalement destructive. Les séro-réactions négatives, souvent persistantes, obtenues par nous-même et par beaucoup d'autres au cours du traitement de certains chancres à régression lente, en sont une preuve à nos yeux. De plus, la puissance curative incontestée de l'arsénobenzol dans les cas les plus graves et les plus rebelles nous porte à conclure *à priori* que ses échecs partiels dans les périodes primaires et secondaires ne sont qu'apparents et que là encore son action énergiquement anti-spécifique est indiscutable.

Pour toutes ces raisons, il nous semble qu'à l'heure présente, si rien ne nous autorise à retirer le mercure de notre arsenal thérapeutique, aucune raison valable ne saurait être invoquée pour se priver délibérément du concours précieux du remède d'Ehrlich, et cela à aucune des périodes de la maladie, aussi bien pour en combattre les manifestations accidentelles que pour tenter d'en prévenir l'apparition ou le retour.

Mais alors, en l'état de nos connaissances actuelles, quel est le traitement par excellence de la syphilis, quel est celui dont nous sommes en droit d'attendre le plus d'efficacité?

La thérapeutique moderne de la syphilis repose essentiellement sur trois grands faits : la découverte du tréponème par Schaudinn, les inoculations au singe faites par Metchnikoff et Roux, enfin la séro-réaction de Wassermann. Si nous tenons à rappeler ces découvertes fondamentales, c'est que ce sont elles qui ont prouvé que la syphilis ne guérissait pas spontanément, donc qu'il était nécessaire de la combattre par un traitement rationnel.

Ce sont elles qui ont confirmé définitivement ce fait que la syphilis ne confère ni immunité, ni immunisation artificielle : la sérothérapie est donc impuissante, c'est à la chimiothérapie qu'il faut avoir recours.

C'est grâce à ces méthodes nouvelles de laboratoire que l'on peut non seulement faire des diagnostics précis dans des cas et à des périodes où toutes les méthodes cliniques se trouvent en défaut, mais encore contrôler d'une façon absolument exacte l'action des médicaments par la recherche de tréponèmes dans les processus locaux, par la constatation de guérison possible d'animaux inoculés, enfin par l'évolution du séro-diagnostic.

Ce sont ces nouvelles acquisitions scientifiques qui ont permis d'affirmer que le succès est d'autant plus sûr et plus facile que le traitement est institué plus près de l'infection, et que si le traitement initial ne réussit pas complètement il est nécessaire d'employer des doses beaucoup plus fortes pour triompher des récidives.

Par ces mêmes méthodes, nous avons pu accroître

notre expérience au sujet des anciens moyens de traitement et expérimenter à nouveau le *mercure* qui, par son action destructive des tréponèmes, est un vrai remède anti-syphilitique non seulement contre les manifestations cliniques de la maladie, mais contre le processus syphilitique lui-même; l'*iode* qui possède une action certaine mais moins énergique sur le tréponème; enfin et surtout toutes les *préparations arsenicales organiques*, au premier rang desquelles figurent les préparations d'arsenic trivalent non saturées dont les travaux d'Ehrlich ont montré la supériorité.

De toutes ces observations découle naturellement la meilleure conduite à suivre en pratique pour venir à bout du virus syphilitique.

Si un traitement énergique n'intervient pas dès le début, la syphilis devient une affection chronique, envahissant les organes les plus divers et les plus importants, telle que l'absence de signes cliniques ne signifie pas guérison complète et pouvant, par conséquent, provoquer des récidives et des manifestations tardives.

Le problème pratique se réduit donc à ces deux questions : *Est-il possible d'empêcher, peu de temps après la contamination, l'envahissement de l'organisme et le passage de l'affection à l'état chronique?*

D'autre part, l'organisme étant envahi, comment obtiendra-t-on le plus sûrement la guérison?

Pour répondre à ces questions, nous nous rangeons

absolument à l'opinion que Neisser a formulée dans le remarquable rapport qu'il présenta au Congrès de Kœnigsberg et nous dirons :

La possibilité d'une guérison complète à la période initiale doit exister. La thérapeutique préventive qu'il est peut-être encore prématuré de traiter d'abortive, doit être l'objet principal de nos efforts.

La précocité du traitement est une garantie de succès complet, et par traitement précoce il faut entendre un traitement commencé dès l'établissement du diagnostic, que ce diagnostic ait été établi cliniquement ou par le laboratoire. Nous irons même plus loin et nous dirons que si le diagnostic n'est pas ferme, s'il y a seulement soupçon de syphilis, le traitement devra être institué immédiatement; ce qui justifie notre conduite, qui peut paraître exagérée à certains, ce sont d'une part les expériences de Neisser qui a vu chez le singe que la généralisation du virus syphilitique précède souvent l'accident initial, d'autre part l'expérimentation des trypanosomiases et des spirilloses où le traitement abortif amène une guérison plus facile, plus sûre que le traitement curatif.

Enfin, pour ce qui est de la syphilis chez l'homme, le séro-diagnostic nous permet, au cas où nous aurions institué le traitement avec un diagnostic hésitant, de nous faire par la suite une opinion. Grâce à cette recherche de laboratoire on pourra surveiller le réveil possible de la maladie. Si celui-ci ne se produit pas dans les deux premières années qui suivent la contamination supposée, peu nous importe alors qu'il n'y ait vraiment jamais eu syphilis ou que cette absence de syphilis résulte d'une guérison réelle.

Ce traitement précoce abortif comporte essentiellement le traitement local du chancre (exérèse, cautérisation, etc...), et la stérilisation des ganglions engorgés (Duhot), mais surtout et avant tout un traitement général commencé le plus tôt possible, car il y a toujours à compter chez l'homme avec une généralisation rapide du processus syphilitique. Pour ce traitement général, le mercure reste un excellent médicament ; mais l'apparition des préparations arsenicales et plus spécialement de l'arsénobenzol a réalisé un progrès considérable. De telle sorte que notre conviction inébranlable est que tout cas récent de syphilis doit être traité par l'arsénobenzol en administrant la première dose massive en une ou deux fois, en répétant l'injection après cinq à six semaines et en intercalant éventuellement une cure mercurielle. Ces cures abortives nous semblent être la chose la plus importante que nous puissions faire dans la lutte contre la syphilis.

Mais si la stérilisation de la syphilis nous paraît plus problématique lorsque l'affection est passée à l'état chronique, il n'en est pas moins vrai qu'il existe une *thérapeutique curative*. Les résultats définitifs que nous sommes en droit d'en attendre sont peut-être moins remarquables que ceux que nous permet d'espérer la thérapeutique abortive, mais nous devons réunir tous nos efforts pour lutter contre les accidents secondaires et tertiaires et pour exterminer les spirochètes dans tout organisme atteint, afin de prévenir les récidives, afin d'éviter la contagion, afin d'écarter la possibilité d'une hérédité probable.

Les recherches expérimentales sur les spirochètes nous ont appris que souvent l'on pouvait constater une guérison clinique sans qu'il y ait pour cela disparition absolue des spirochètes au niveau des points lésés : d'où cette conséquence capitale, c'est qu'il faut toujours s'aider de tous les agents thérapeutiques locaux.

D'autre part, nous savons que le mercure, l'arsenic, peut-être aussi l'iode et la quinine agissent non seulement sur les productions anatomo-pathologiques de la syphilis, mais aussi sur les spirochètes eux-mêmes, non seulement sur les accidents cliniques manifestes, mais aussi sur la syphilis latente, *d'où l'obligation absolue de traiter non seulement les manifestations cliniques de la syphilis, mais toujours et partout un organisme en puissance de syphilis.*

Ici, comme pour le traitement précoce, nous ferons appel essentiellement à l'arsénobenzol, au mercure, même peut-être à l'action simultanée des deux médicaments, que cette combinaison elle-même soit plus efficace que l'un d'entre eux en particulier, ou que le mercure donne à l'arsenic un surcroît d'activité.

Grâce à cette thérapeutique curative, pouvons-nous

espérer une guérison absolue de la syphilis à l'état chronique?

Notre expérimentation est trop jeune encore pour nous permettre de résoudre ce problème : ce sont en effet des questions de doses, de méthodes à préciser, et il serait prématuré de tirer aussi bien des succès que des insuccès observés une conclusion définitive sur la véritable efficacité du nouveau médicament.

Quoi qu'il en soit, nous avons le devoir, maintenant comme autrefois, de tenir à un traitement chronique de la syphilis mais plus d'après le vieux schéma de la cure intermittente de trois, quatre, cinq ans, car la séro-réaction de Wassermann nous permet de différencier les cas latents non guéris des cas rapidement guéris. Malheureusement, en pratique, cette séparation est assez difficile à obtenir, car l'expérience a montré qu'une réaction positive peut réapparaître après des observations plusieurs fois répétées de réactions négatives.

Une dernière question nous arrête : Le traitement doit-il être continuel ou intermittent? Il faut ici penser à la possibilité de l'accoutumance en cas de traitement permanent, il faut se rappeler que les tréponèmes peuvent devenir résistants au médicament auquel ils ne réagissent plus : le mercure trouvera certainement dans ces cas une heureuse application et nous aurons intérêt à le faire intervenir pour continuer et parfaire l'action des injections arsenicales.

CONCLUSIONS

De ce que nous avons dit au chapitre de la Technique, et particulièrement en ce qui concerne l'efficacité et l'innocuité des doses réduites en injections
intra-veineuses, il résulte que le nombre des contre-
indications formulées par l'auteur de la méthode et
par nous-même dans nos publications antérieures
doit être singulièrement atténué. Il serait exagéré,
par exemple, d'affirmer qu'à partir de 50 ans aucun
malade n'est plus apte à bénéficier de cette méthode :
il est au contraire des sujets dont la vigueur physique, l'intégrité organique et le bon état général
sont tels qu'ils peuvent supporter aisément les doses
réservées aux adultes bien portants. Il n'en est pas
moins vrai cependant que, pour le plus grand nombre
d'entre eux, il faudra user de la médication avec toute

la prudence nécessaire et ne recourir qu'à des doses réduites et échelonnées telles que nous les avons décrites.

Parmi les malades atteints de lésions viscérales non syphilitiques : les cardiaques (avec lésions orificielles sans dégénérescence marquée du myocarde), les hépatiques (dont la fonction hépatique n'est que partiellement altérée), les pulmonaires, ceux qui présentent des lésions vasculaires, surtout lorsque les phénomènes de dilatation n'arrivent pas au volume d'un anévrysme caractérisé, tous ceux-là pourront bénéficier de la médication d'Ehrlich appliquée prudemment à des doses n'excédant pas, suivant la gravité des cas, 10, 15 ou 20 centigrammes.

Il en sera de même pour les malades qui souffrent de méningo-encéphalite aiguë ou subaiguë. Les sujets porteurs d'une affection chronique de la moelle (tabes, myélites diverses, paralysie spasmodique) m'ont paru supporter aisément des doses croissantes d'arsénobenzol, en ayant soin de commencer par de faibles doses, qui suffisaient dans la grande majorité des cas à déterminer les résultats qu'on était en droit d'attendre de la méthode. Ces injections étaient mieux tolérées et plus efficaces (Sicard) que tous les autres modes d'injection.

La faiblesse de constitution et les états cachectiques ne sont pas toujours des contre-indications. Pour Neisser, les états cachectiques syphilitiques sont même une indication formelle.

Quant à nous, la méthode ne nous paraît formellement contre-indiquée, quelles que soient les doses, que dans les cas d'affections organiques très prononcées : cardiaques, rénales ou hépatiques, surtout quand la fonction de ces deux derniers organes est plus ou moins compromise, leur rôle d'émonctoire en partie supprimé.

Peut-être aussi faut-il agir avec une prudence particulière toutes les fois où l'on peut craindre une hémorragie, comme, par exemple, dans des cas d'hémiplégie récente ou d'affection ulcéreuse quelconque (ulcus de l'estomac).

Il va de soi que l'idiosyncrasie arsenicale reste, en tout état de cause, un danger qu'il est impossible de prévoir. Mais nous estimons que notre méthode consistant, comme nous le faisons habituellement, à diviser en deux parties la dose initiale et à administrer d'abord la dose la moins élevée, nous donne quelque assurance contre cette éventualité.

La méthode est formellement indiquée :

a) Chez tous les malades dont les lésions sont réfractaires au mercure, quels que soient leur siège, leur nature ou leur évolution;

b) En présence d'une récidive survenant immédiatement après une cure mercurielle;

c) Dans les cas de récidives incessantes;

d) Lorsqu'une idiosyncrasie mercurielle totale

contre-indique l'emploi de toute médication hydrar-
gyrique;

e) Chez tous les malades atteints de syphilis maligne, de syphilides secondaires ou tertiaires profondément destructives et mutilantes, ou graves par
leur siège et les désordres ou les dangers qu'elles
occasionnent;

f) Chez les malades qui, même en l'absence de
lésions locales importantes, présentent des troubles
généraux de nature syphilitique;

g) Pour livrer le premier assaut à la syphilis dès
l'apparition du chancre, à condition d'y adjoindre
le traitement local de l'accident initial, et ultérieure-
ment une cure mercurielle intermittente et combinée avec de nouvelles injections de « 606 », si la
séro-réaction de Wassermann en indique la nécessité;

h) Chez ceux qui, réalisant toutes les conditions
d'admission au mariage formulées dans les termes
que l'on sait par Fournier (ancienneté, absence d'accidents, traitement chronique intensif...), présentent
néanmoins une séro-réaction positive.

Que, dans tous les autres cas, on pourra, suivant des
circonstances et des convenances indépendantes
même de l'accident, employer, soit la méthode
d'Ehrlich, soit les anciennes méthodes mercurielles,
car nous répétons, avec nombre de syphiligraphes,
et non des moindres, que, loin de s'exclure, ces
deux modes de traitement ne pourront, dans un

certain nombre de cas, que se compléter, soutenir leur action réciproque et concourir séparément ou simultanément à la réalisation d'une thérapeutique dont les effets curatifs sont certains et dont l'action préventive deviendra, nous l'espérons, de moins en moins problématique.

TABLE DES MATIÈRES

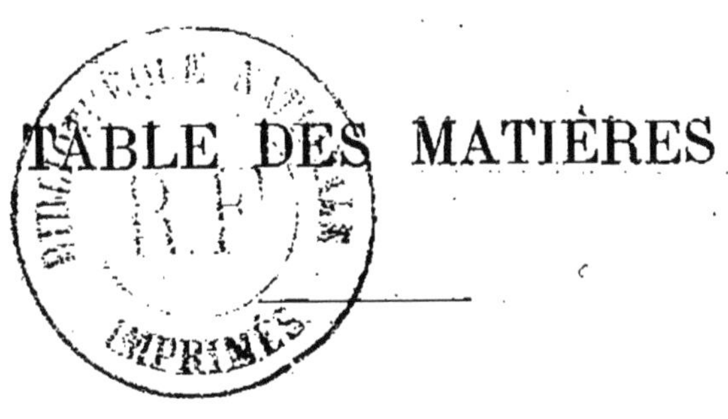

	Pages
INTRODUCTION	1
I. TECHNIQUE	7
Injections non solubilisées en suspension aqueuse ou en émulsion huileuse	9
I. *Suspension aqueuse neutralisée*	9
II. *Émulsions huileuses*	18
Injections solubilisées alcalines	22
Injections solubilisées acides	24
Injections intra-veineuses	29
Résumé	42
II. INCONVÉNIENTS. DANGERS	46
III. ÉLIMINATION DE L'ARSENIC APRÈS LES INJECTIONS D'ARSÉNOBENZOL	59
Élimination de l'arsenic dans l'urine	62

Pages.

IV. Valeur de la méthode. . . . .　67

　　Chancre. . . . .　67
　　Accidents secondaires. . . . .　71
　　Accidents tertiaires. . . . .　78
　　Syphilis nerveuse. . . . .　82
　　Syphilis oculaire. . . . .　109
　　Syphilis viscérale. . . . .　148
　　État général. . . . .　151
　　Syphilis héréditaire. . . . .　152
　　Prophylaxie et mariage. . . . .　156

V. Insuccès et récidives. . . . .　159

VI. Contrôle de l'action de l'arsénobenzol
　　par les méthodes de laboratoire. . . . . .　167

VII. Avenir des syphilitiques. Direction du
　　traitement de la syphilis. . . . .　180

Conclusions. . . . .　189

B — 7903. — Libr.-Impr. réunies, 7, rue Saint-Benoît, Paris.

9 782019 975357